MiQ 29/2008

1. Auflage

H. Mauch A. Podbielski M. Herrmann E. Kniehl (Hrsg.)

MiQ

Mikrobiologisch-infektiologische Qualitätsstandards (MiQ)
Qualitätsstandards in der mikrobiologischen-infektiologischen Diagnostik

Im Auftrag der Deutschen Gesellschaft für Hygiene und Mikrobiologie (DGHM)
Expertengremium Mikrobiologisch-infektiologische Qualitätsstandards (MiQ)

ELSEVIER
URBAN & FISCHER

URBAN & FISCHER
München · Jena

MiQ 29 2008

Hochpathogene Erreger – Biologische Kampfstoffe

Teil IV

Viren: SARS, Pocken

Anhang: Hinweise zur ICD-Kodierung, Maßnahmepläne zum Umgang mit Materialien, die hochpathogene Erreger enthalten, Literatur

Wissenschaftliche Koordination:
Alexander S. Kekulé

Autoren:
Sascha Al Dahouk (Kap. B 2)
Carsten Bartling (Kap. B 1)
Wolfgang Beyer (Kap. B 1)
Gerhard Dobler (Kap. C 2, C 3)
Bernhard Fleischer (Kap. B 8)
Dimitrios Frangoulidis (Kap. B 6)
Ralf M. Hagen (Kap. B 4)
Klaus Henning (Kap. B 6)
Alexander S. Kekulé (Abschnitt A, Kap. B 5, C 5, D 1)
Peter Kimmig (Kap. B 6)
Hermann Meyer (Kap. C 7)
Heinrich Neubauer (Kap. B 1, B 2, B 3, B 4, B 7, B 9)
Albrecht Oehme (Kap. B 5)
Martin Pfeffer (Kap. C 1)
Andreas Podbielski (Kap. D 2)
Alexander Rakin (Kap. B 7, B 9)
Konrad Sachse (Kap. B 5)
Herbert Schmitz (Kap. C 4, C 6)
Wolf D. Splettstoesser (Kap. B 7)
Lisa D. Sprague (Kap. B 3, B 4)
Herbert Tomaso (Kap. B 9)
Christiane Wagner-Wiening (Kap. B 6)
Roman Wölfel (Kap. B 8, C 1)
Pia Zimmermann (Kap. C 7)

ELSEVIER
URBAN & FISCHER

URBAN & FISCHER
München • Jena

Das Loseheftwerk **MiQ, Mikrobiologisch-infektiologische Qualitätsstandards** löst die früher als Loseblattwerk erschienenen „Verfahrensrichtlinien für die mikrobiologische Diagnostik" der DGHM ab. Da trotz aller Bemühungen der Autoren Fehler, Missverständnisse oder nicht korrekt formulierte Aussagen unvermeidlich sind, bitten wir Sie um **Zusendung Ihrer Kritik und Stellungnahmen an das Sekretariat MiQ-DGHM,** damit Ihre Vorschläge nach Diskussion in der Expertengruppe in eine eventuelle Neuauflage eingearbeitet werden können.

MiQ 29: Hochpathogene Erreger – Biologische Kampfstoffe, Teil IV

Autoren:
Sascha Al Dahouk (Kap. B 2)
Carsten Bartling (Kap. B 1)
Wolfgang Beyer (Kap. B 1)
Gerhard Dobler (Kap. C 2, C 3)
Bernhard Fleischer (Kap. B 8)
Dimitrios Frangoulidis (Kap. B 6)
Ralf M. Hagen (Kap. B 4)
Klaus Henning (Kap. B 6)
Alexander S. Kekulé (Abschnitt A, Kap. B 5, C 5, D 1)
Peter Kimmig (Kap. B 6)
Hermann Meyer (Kap. C 7)
Heinrich Neubauer (Kap. B 1, B 2, B 3, B 4, B 7, B 9)
Albrecht Oehme (Kap. B 5)
Martin Pfeffer (Kap. C 1)
Andreas Podbielski (Kap. D 2)
Alexander Rakin (Kap. B 7, B 9)
Konrad Sachse (Kap. B 5)
Herbert Schmitz (Kap. C 4, C 6)
Wolf D. Splettstoesser (Kap. B 7)
Lisa D. Sprague (Kap. B 3, B 4)
Herbert Tomaso (Kap. B 9)
Christiane Wagner-Wiening (Kap. B 6)
Roman Wölfel (Kap. B 8, C 1)
Pia Zimmermann (Kap. C 7)

Sekretariat MiQ – DGHM:
Deutsche Gesellschaft für Hygiene und Mikrobiologie (DGHM)
Institut für Hygiene und Mikrobiologie
der Universität Würzburg
E-Mail: nmaltzahn@hygiene.uni-wuerzburg.de

und/oder

Prof. Dr. med. H. Mauch
Institut für Mikrobiologie und Immunologie
Helios Klinikum Emil von Behring
E-Mail: harald.mauch@helios-kliniken.de

Anschrift des Verlags:
Elsevier GmbH
Urban & Fischer Verlag
Lektorat Medizin
Ursula Jahn, M.A.
Karlstraße 45
80333 München
E-Mail: u.jahn@elsevier.com

Bibliografische Information der Deutschen Nationalbibliothek
Die Deutsche Nationalbibliothek verzeichnet diese Publikation in der Deutschen Nationalbibliografie; detaillierte bibliografische Daten sind im Internet über http://dnb.d-nb.de abrufbar.

04 05 06 07 08 5 4 3 2 1

Planung und Lektorat: Ursula Jahn, M.A., München
Redaktion: Petra Stenger, Penzing
Herstellung: Dietmar Radünz, München
Satz: abavo GmbH, Buchloe
Druck und Bindung: Laupp & Göbel, Nehren
Umschlaggestaltung: SpieszDesign, Neu-Ulm
Ringbücher: Mühlhäusler Plastik- und Papierverarbeitung, Riederich

Printed in Germany
ISBN-13: 978-3-437-22638-0

Aktuelle Informationen finden Sie im Internet unter www.elsevier.de und www.elsevier.com

C Viren

MiQ-Heft 28

MiQ-Heft 29

6 SARS-Coronavirus (SARS)

Herbert Schmitz

6.1 Eigenschaften des Erregers

Im veterinärmedizinischen Bereich spielen Coronaviren (Genus *Coronavirus*, Familie *Coronaviridae*) eine große Rolle. Die Serotypen der Gruppen I und II können bei verschiedenen Säugern schwere Gastroenteritiden (Schwein), Hepatitiden (Maus) und tödliche Peritonitiden (Katze) hervorrufen. Die Serotypen der Gruppen II und III verursachen Bronchitiden bei Vögeln. Coronaviren weisen eine hohe Affinität zu Epithelzellen des Respirations- und des Gastrointestinaltraktes auf. Einige Stämme befallen auch Leber- und Nervenzellen. Wegen der hohen Bedeutung für die Morbidität bei Schweinen, Katzen und Hühnern wurden auch schon Impfstoffe entwickelt [525].

Durch ein neues Coronavirus (SARS-Coronavirus, SARS-CoV), das seit 2003 bei Menschen schwere Pneumonien auslöste, ist ein besonderes Interesse an dieser Virusfamilie auch im humanmedizinischen Bereich entstanden. Es wurde in die Gruppe II des Genus *Coronavirus* eingeordnet.

Coronaviren erscheinen im Elektronenmikroskop als kugelförmige Partikel von 60–220 nm Durchmesser mit einer fragilen äußeren Hülle, der Corona. Diese vermittelt die Anheftung an die Wirtszellen. Das Genom besteht aus einer großen, einzelsträngigen Plusstrang-RNA (30.000 Basen). Nach Eindringen des Virus in Zielzellen kann die RNA direkt abgelesen werden. Die Minusstrang-RNA dient dann als Template für die Herstellung weiterer genomischer RNA-Moleküle und für eine Vielzahl unterschiedlich langer mRNAs, die alle die gleiche Leadersequenz am 5' Ende aufweisen. An diesen werden die viralen Proteine synthetisiert. Insgesamt existieren vier Strukturproteine (drei Glykoproteine S, E, M und ein Nukleokapsidprotein N) und eine Reihe von Nichtstruktur-Proteinen.

Coronaviren besitzen eine relativ hohe **Tenazität.** Sie behalten ihre Infektiosität in getrocknetem Zustand bis zu 6 Tagen [525].

Wegen seiner Lipidhülle sind diese Viren allerdings empfindlich gegenüber Detergenzien und gebräuchlichen **Desinfektionsmitteln** mit begrenzt viruzider Wirkung (Wirkungsbereich A) [526].

Epidemiologie und Übertragungswege

Die menschenpathogenen Coronavirus-Spezies sollen je nach epidemiologischer Situation für 30% aller leichten, grippeartigen Erkrankungen verantwortlich sein [527]. Bei immunsupprimierten Personen lassen sich die Viren häufig elektronenoptisch im Stuhl nachweisen, ohne dass dies in Verbindung mit ernsteren Symptomen gebracht werden könnte [528]. Deshalb wurde dieser Virusfamilie im humanmedizinischen Bereich bis vor kurzem keine allzu große Aufmerksamkeit geschenkt.

Dann wurden allerdings bei einem Ausbruch in Südchina im Frühjahr 2003 schwere Pneumonien beobachtet. Die Krankheit, die durch Tröpfchen- und Schmierinfektion übertragen wurde, breitete sich in kurzer Zeit in alle Kontinente aus. Es stellte sich heraus, dass das neue Krankheitsbild **„SARS"** (schweres akutes respiratorisches Syndrom) durch das Coronavirus SARS-CoV verursacht wird. Bis zum 1. Juli 2003 waren weltweit 8098 Menschen an SARS erkrankt und 774 daran verstorben. Später traten vereinzelte SARS-Fälle nach Laborinfektionen auf, die jedoch nicht zu Epidemien führten.

Die Übertragungswege sind in Tabelle 41 zusammengefasst. Schon zu Beginn der Epidemie fiel auf, dass vor allem Krankenhauspersonal und -Patienten (62% aller Fälle in Hongkong) betroffen waren [529]. Anfangs wurde offenbar die aerogene Ausbreitung der Erreger unterschätzt, entsprechende Schutzmaßnahmen (Gesichtsmasken) wurden nicht konsequent eingesetzt. Im Gegensatz zur Influenza sind die Patienten vor Krankheitsausbruch nicht infektiös. Es bestehen Hinweise, dass das Virus auch über sanitäre und Lüftungsanlagen übertragen werden kann. Obwohl das Virus in späteren Stadien der Erkrankung auch in großen Mengen über den Stuhl ausgeschieden wird, sind fäkal-orale Übertragungen aber wohl sehr selten.

Tabelle 41: Übertragungswege von SARS/Coronaviren

Prinzipieller Übertragungsweg	Details des Übertragungsweges	Natürliche Übertragung	Laborübertragung
Kontakt			
	Haut, Bindehaut	✓	p
	Ingestion	p	knv
Aerogen			
	Aerosole	✓	✓
	Staub	✓	p
Inokulation			
	Vektoren	knv	knv
	Verletzung	knv	knv
	Iatrogen	∅	p

Tabelle 41: Übertragungswege von SARS/Coronaviren *(Fortsetzung)*

Interindividueller Übertragungsweg	Art der Übertragung	Natürliches Vorkommen dieser Übertragung
Mensch zu Mensch		
	Kontakt	✓
	aerogen	✓
Tier zu Mensch		
	Kontakt	✓
	aerogen	✓

✓(kommt vor); knv (kommt nicht vor); p (plausibel, aber bisher nicht beschrieben); ø (entfällt)

6.2 Krankheitsbild, Therapie und Prophylaxe

SARS hat eine kurze Inkubationszeit von 2 bis maximal 14 Tagen (Mittelwert 4–6 Tage). ***Als erste Symptome wurden Fieber, Muskel- und Kopfschmerzen angegeben. Respiratorische Beschwerden fanden sich häufig erst am dritten bis fünften Krankheitstag, wobei trockener Husten und Atemnot im Vordergrund standen.*** In schweren Fällen zeigte die Blutgasanalyse eine Hypoxie und das Röntgenbild fortschreitende periphere Infiltrationen [530, 531]. Während bei jungen Patienten die **Letalität** relativ gering war (2–5%), fand sich bei Menschen über 60 Jahren eine hohe Todesrate bis 40% [532].

Differenzialdiagnostisch kommen alle Erreger ambulant erworbener, interstitieller Pneumonien in Frage.

Eine spezifische Therapie ist bisher nicht verfügbar. Da bei SARS eine Immunpathogenese vermutet wird, kann bei schweren Fällen eine symptomatische **Therapie** mit Kortikosteroiden versucht werden. Verschiedene gentechnisch hergestellte **Impfstoffe** haben sich bislang nur beim Tier bewährt [533, 534].

6.3 Risikobewertung und Besonderheiten als BT-Agens

SARS-CoV wurde vorläufig in die **Risikogruppe 3** gemäß BioStoffV eingestuft (s. Kap. A 3.1). Gemäß ähnlich lautender Empfehlungen des RKI und der CDC können **Patientenproben** jedoch unter Laborbedingungen der **Schutzstufe 2** untersucht werden, wobei alle Arbeiten unter Sicherheitswerkbänken der Klasse II mit zusätzlicher PSA (Atemschutz FFP2, Handschuhe, Schutzkittel, Schutzbrille) durchzuführen sind (diese Empfehlungen entsprechen etwa den für Risikogruppe 3** vorgeschriebenen Schutzmaßnahmen nach TRBA 100).

Die Virusvermehrung in der **Zellkultur** oder die Infektion im **Tierversuch** sind jedoch unter Einhaltung der **Schutzstufe 3** durchzuführen (s. Kap. A 3.1).

Das **Laborpersonal** ist insbesondere bei versehentlicher Aerolisierung des Erregers gefährdet (z.B. Zentrifugenhavarie), da SARS-CoV aerogen über die Atemwege übertragen wird.

Das **Klinikpersonal** ist bei SARS-Patienten in hohem Maße infektionsgefährdet. Begründete Verdachtsfälle und insbesondere bestätigte SARS-Fälle sind strikt zu isolieren.

SARS-Coronavirusstämme sind in einer Vielzahl von Laboratorien vorhanden. Da sie gut aerogen verbreitet werden und in den meisten Infizierten eine schwere Lungenentzündung auslösen, ist ein Einsatz für **biologische Anschläge** nicht auszuschließen. Inzwischen wurden allerdings einige erfolgreiche Vakzine-Experimente im Tier publiziert. Daher könnte eine Eindämmung eines natürlichen oder anthropogenen Ausbruches wohl in naher Zukunft möglich werden.

6.4 Probengewinnung und Transport

Als Patientenproben sind respiratorische Proben, EDTA-Blut, Serum, Stuhl (positiv erst einige Tage nach Krankheitsbeginn) und ggf. Gewebsproben geeignet.

Der **Probentransport** sollte ***möglichst rasch und gekühlt (nicht gefroren) erfolgen.***

Medizinisches Untersuchungsmaterial mit Verdacht auf SARS-CoV von Menschen und Tieren ist als „Biologische Probe, **Kategorie B**" (UN 3373) zu transportieren (s. Kap. A 5.3). Gleiches gilt für angereicherte Kulturen (Virusanzucht) und natürliche Umweltproben wie z.B. tote Vektoren.

6.5 Labordiagnostik

6.5.1 Mikroskopischer Nachweis

Der (technisch mögliche) Nachweis eines Coronavirus in der Elektronenmikroskopie führt nicht zur Diagnose „SARS-Coronavirus", weil Viren des Genus *Coronavirus* auch bei harmlosen Erkältungskrankheiten des Menschen vorkommen.

6.5.2 Kultureller Nachweis

Im Gegensatz zu den meisten Coronaviren lässt sich das SARS-Virus gut in Verozellen anzüchten. Der CPE ist oft nicht sehr ausgeprägt. Der Nachweis kann mit der direkten Immunfluoreszenz mittels spezifischer Antikörper erfolgen. Allerdings ***ist die RT-PCR die wesentlich empfindlichere und, angesichts der oft sehr geringen Virusmengen in Sputum oder Auswurf, auch die zuverlässigere Methode.***

6.5.3 Antigennachweis

Derzeit stehen keine validierten Verfahren zum spezifischen Nachweis von SARS-CoV-Antigenen zur Verfügung.

6.5.4 Nukleinsäurenachweis

Bei akut Erkrankten ist der Nachweis mit der sehr empfindlichen RT-PCR in fast 100% möglich, wenn am 3. bis 6. Krankheitstag Auswurf bzw. tracheales Absaugmaterial, am besten mehrfach, untersucht wird. Hier können dann hohe Konzentrationen viraler RNA von bis zu 10^8 Molekülen pro Milliliter gefunden werden [535]. Weniger erfolgreich ist der Nachweis im Rachenabstrich. Eher selten wird Virus auch im Serum nachgewiesen. Im Stuhl kommt es zu einer Ausscheidung nach dem 7. Krankheitstag, die bis zu zwei Wochen andauern kann [531].

Für die PCR können die gegen das Polymerase-Gen (L) oder den Nukleoprotein-Genbereich (NP) gerichtete Primer verwendet werden. Die Empfindlichkeit dieser beiden RT-PCRs ist praktisch gleich. Die Teste müssen auf jeden Fall weniger 1000 GEq detektieren. Routinemäßig kommt eine Echtzeit-RT-PCR mit folgenden Polymerase-Primern zum Einsatz:

- Vorwärts-Primer: TTA TCA CCC GCG AAG AAG CT,
- Rückprimer: CTC TAG TTG CAT GAC AGC CCT C,
- Sonde: 6-carboxyfluorescein-TCg TGC GTG GAT TGG CTT TGA TGT-6-carboxy-N,N,N',N'-tetramethylrhodamin.

Protokolle für Echtzeit-PCRs stehen für LightCycler® und TaqMan® zur Verfügung. Kommerzielle Teste werden seit Kurzem angeboten (z.B. Qiagen GmbH, Hilden).

6.5.5 Serologie

Da mit einem positiven Antikörper-Test erst 2–3 Wochen nach Krankheitsbeginn zu rechnen ist, können in akuten Fällen keine richtungsweisenden serologischen Befunde erhoben werden.

Die IgG- und IgM-Antikörper werden vorzugsweise mit dem indirekten IFT nachgewiesen [536]. Auch zuverlässige ELISAs stehen zur Verfügung (z.B. Genelab Diagnostics) [537].

6.5.6 Kritische Wertung

Allein aufgrund klinischer Befunde ist eine Diagnose der SARS-Erkrankung nicht möglich. Die virologische Diagnostik der akuten Lungenerkrankung durch das SARS-Coronavirus ist praktisch nur mit der RT-PCR aus trachealem Absaugmaterial bzw. Expektorat sinnvoll. Ergänzend können noch andere PCR-Formate mit weiteren Primern eingesetzt werden. Auch kann zur weiteren Bestätigung eine Virusisolierung versucht werden.

Ein negativer PCR-Nachweis bedeutet nicht, dass SARS sicher ausgeschlossen werden kann. Bei fortbestehendem klinischem Verdacht sollten weitere Proben untersucht werden.

Eine länger zurückliegende Infektion wird durch Nachweis von IgG-Antikörpern nachgewiesen. Spätestens 4 Wochen nach Krankheitsbeginn sollten spezifische Antikörper vorhanden sein.

Spezialisiertes Labor:
Bernhard-Nocht-Institut f. Tropenmedizin
Abt. Virologie
Bernhard-Nocht-Straße 74
20359 Hamburg
www.bni-hamburg.de

7 Variolavirus (Pocken)

Hermann Meyer, Pia Zimmermann

7.1 Eigenschaften des Erregers

Das Variolavirus (Variola-vera-Virus, Variola-Alastrim-Virus) gehört zu den Orthopockenviren und besitzt eine komplexe DNA-Struktur mit ca. 186.000 Basenpaaren, die eine Vielzahl von Struktur- und vor allem Nichtstrukturproteinen kodieren. Ein Strukturprotein, das Hämagglutinin (HA), ist hoch spezifisch für Orthopockenviren [538]. Im Vergleich zu anderen humanpathogenen Viren sind Pockenviren besonders groß und besitzen eine quaderförmige Hülle (350–270 nm). Sie sind daher im Elektronenmikroskop besonders gut zu erkennen.

Mehrere intrazellulär agglomerierte Partikel können sogar mit dem Lichtmikroskop entdeckt werden (Guarnieri-Körperchen).

Die Orthopockenviren (Variola, Kuhpocken, Vaccinia, Affenpocken, Kamelpocken) besitzen eine hohe **Tenazität** und sind sehr resistent gegen Austrocknung.

Für die **Desinfektion** (Hände, Flächen, Instrumente) ist Wirkungsbereich B zu fordern [106]. Als Viruskontrolle wird Vakziniavirus verwendet. Aldehydhaltige, alkoholische und tensidhaltige Desinfektionsmittel sowie Laugen („bleach") der aktuellen (14.) Liste der vom RKI geprüften Desinfektionsmittel und -verfahren werden von verschiedenen Herstellern angeboten. Desinfektionsmittelresistenzen sind nicht bekannt.

Epidemiologie und Übertragungswege

Das Variolavirus ist nur für Menschen pathogen. Da es keine gesunden Virusausscheider oder chronische Verlaufsformen gibt und da die Immunität nach überstandener Krankheit lang anhaltend ist, konnte der Erreger durch konsequente Massenimpfung mit dem Vakziniavirus ausgerottet werden. Nur in zwei WHO-Referenz-Laboratorien, in den USA und Russland, sind heute noch Variolaviren vorhanden. Da nach dem letzten dokumentierten, vom Menschen übertragenen Pockenfall in Somalia 1977 die Impfung weltweit eingestellt wurde, besteht inzwischen nun die Gefahr, dass die Viren durch menschliches Verschulden freigesetzt werden und zu Epidemien führen können. Variolaviren werden i.d.R. durch Tröpfcheninfektion, aber auch durch

Kontakt mit kontaminierten Gegenständen (z.B. Kleidung) übertragen (Tab. 42). ***Praktisch alle, von Pockenkranken gewonnenen Materialien, können infektiös sein.***

Tabelle 42: Übertragungswege von Variolavirus

Prinzipieller Übertragungsweg	Details des Übertragungsweges	Natürliche Übertragung	Laborübertragung
Kontakt			
	Haut, Bindehaut	✓✓✓	✓✓
	Ingestion	✓	✓✓
Aerogen			
	Aerosole	✓✓✓	✓✓✓
	Staub	✓	✓
Inokulation			
	Vektoren	(✓)	knv
	Verletzung	✓✓	✓✓✓
	Iatrogen	∅	✓

Interindividueller Übertragungsweg	Art der Übertragung	Natürliches Vorkommen dieser Übertragung
Mensch zu Mensch		
	Kontakt	✓✓✓
	aerogen	✓✓✓
Tier zu Mensch		
	Kontakt	knv
	aerogen	knv

✓ bis ✓✓✓ (kommt selten bis sehr häufig vor); knv (kommt nicht vor); p (plausibel, aber bisher nicht beschrieben); ∅ (entfällt)

7.2 Krankheitsbild, Therapie und Prophylaxe

Am Ende der **Inkubationszeit** ***(7–18 Tage) kommt es zu raschem und hohem Fieberanstieg mit Kopf- und Rückenschmerzen sowie starker Abgeschlagenheit. Nach einem kurzen Fieberabfall am 3. Krankheitstag beginnt das Exanthem im Bereich der Schleimhäute, des Gesichts und der Unterarme und breitet sich auf den Körperstamm und die Beine aus.*** Es besteht ein uniformes vesikuläres, danach pustuläres

Exanthem. In der Spätphase sind die Pusteln zentral eingedellt. Am 8.–9. Tag bilden sich Krusten. Bei Ausheilung der Erkrankung verbleiben oft typische Pockennarben, die am ganzen Körper verteilt, aber auch im Gesichtsbereich auftreten. Diese Narben entstehen durch die virusbedingte Zerstörung der im Gesichtsbereich besonders häufigen Talgdrüsen. Die **Letalität** liegt bei ca. 20%.

Der Hautausschlag kann vor allem mit einer Varizellenerkrankung verwechselt werden. Allerdings tritt bei Varizellen der Ausschlag zeitgleich mit dem Fieber auf und die verschiedenen Hautveränderungen können zur selben Zeit beobachtet werden (sog. „Sternenhimmel"). Bei Affenpocken treten ebenfalls Pocken-typische Effloreszenzen auf.

Als **Differenzialdiagnosen** sind neben Infektionen mit Affenpockenvirus die Kuhpocken- und Vakziniavirusinfektionen, Varizellen, Herpes zoster generalisatus, Herpes simplex generalisatus und Erythema exsudativum multiforme sowie virale hämorrhagische Fieber abzugrenzen.

Die **Therapie** einer gesicherten Pockenerkrankung kann mit Cidofovir (wegen der Nierentoxizität in Kombination mit Probenicid) versucht werden.

Zur **Impfung** wurde ein intradermal zu applizierender Lebendimpfstoff bis Mitte der 1970er-Jahre in Deutschland angewandt. Die Zulassung dieses Impfstoffes ist formal im Jahr 1991 ausgelaufen. Nationale Impfstoffreserven sind jedoch vorhanden bzw. wurden 2003 im Rahmen des Pockenrahmenplans neu geschaffen. Der Impfstoff hat eine hohe Reaktogenität und Komplikationsrate. ***Eine lebenslange Immunität wird durch die Impfung wahrscheinlich nicht erreicht.***

Eine* postexpositionelle Impfung *(möglichst innerhalb von 4 Tagen nach Exposition) für alle Kontaktpersonen ist notwendig und sollte möglichst frühzeitig als Riegelungsimpfung erfolgen. Eine Erkrankung kann nicht immer verhindert werden, aber die Abschwächung des Erkrankungsverlaufs ist möglich und auch die Virusausscheidung wird vermindert. Für die Impfung mit Lebendimpfstoffen gelten die bekannten Kontraindikationen, diese sind jedoch im individuellen Fall gegen das Erkrankungsrisiko abzuwägen.

Eine Gabe von Anti-Vakzinia-Immunglobulin ist postexpositionell ebenfalls zu erwägen (0,6 ml/kg KG i.m. in verteilten Dosen für 24–36 h, Wiederholungsgaben nach 2–3 Tagen sind möglich).

Die laufende **Desinfektion** umfasst die Hände des Personals, alle Ausscheidungen des Patienten, Wäsche, Instrumente, Verbandsmittel, Gebrauchsgegenstände, Oberflächen und die Fußböden. Die Räume unterliegen nach Aufhebung der Isolierung oder Quarantäne der Schlussdesinfektion mit vom RKI geprüften Desinfektionsmitteln. Mit der Ausscheidungs-, Flächen- und Instrumenten-Desinfektion dürfen nur durch Impfung ausreichend geschützte Personen beauftragt werden.

7.3 Risikobewertung und Besonderheiten als BT-Agens

Variolavirus ist in die **Risikogruppe 4** gemäß BioStoff-VO eingestuft. Beim Umgang mit diesem Erreger sind die entsprechenden Schutzmaßnahmen einzuhalten (s. Kap. A 3.1). Die Untersuchung – auch von Verdachtsfällen, etwa nach einem Anschlag – sollte nur in dafür spezialisierten Laboren erfolgen.

Die Gefahr der Pocken liegt in der relativ hohen Kontagiosität, der hohen Letalität und der fehlenden Immunität in der Bevölkerung. Die Rate der Sekundärinfektionen wird mit bis zu 10 pro Indexpatient angegeben. Die Diagnose einer Pockenerkrankung würde in Abhängigkeit vom Verlauf erst 7–21 Tage nach Ausbringung gestellt werden können. Ein Pockenausbruch ist heutzutage als weltweiter „Public-health"-Notfall anzusehen. Das Variolavirus wird daher entsprechend der Klassifizierung durch die Centers for Disease Control and Prevention unter den BT-Agenzien der **Kategorie A** als der gefährlichste Erreger eingestuft.

Nach Eradikation der Pocken und Einstellung der Pflichtimpfung forderte die WHO alle Länder auf, vorhandene Variolavirus-Stämme entweder zu zerstören oder an die beiden WHO-Referenzlabore abzugeben. Ob dies vollständig geschehen ist und welchen Regierungen oder Personengruppen möglicherweise vermehrungsfähige Pockenviren zur Herstellung biologischer Waffen zur Verfügung stehen, bleibt unklar. Nach den Angaben des Überläufers Kanatjan Alibekov (Ken Alibek), der bis in die 1990er-Jahre im russischen B-Waffenprogramm eine führende Rolle spielte, wurden Pockenviren im großen Stil vermehrt und waffenfähig gemacht [539].

Variolaviren sind im luftgetragenen Zustand und in der Umwelt sehr stabil und deshalb für den Einsatz als biologischer Kampfstoff geeignet. Nach einem Aerosolangriff sind dieselben klinischen Erscheinungsformen zu erwarten wie nach natürlicher Übertragung. Auch Personen mit voll ausgeprägter Immunität können nach Exposition gegenüber hohen Virusdosen infiziert werden; sie erkranken aber nur mit geringem Schweregrad. Ungeimpfte entwickeln dagegen schon bei minimalen Virusmengen eine typische, meist schwer verlaufende Pockenerkrankung.

Meldepflicht

Das Variolavirus und dadurch dieses hervorgerufene Pockenerkrankung des Menschen gehören nicht mehr zu den meldepflichtigen Krankheiten (§ 6 Abs. 1 Nr. 1 IfSG). ***Jedoch wäre ein Wiederauftreten der Pocken als „bedrohliche Krankheit" im Sinne von § 6 Abs. 1 Nr. 5a IfSG einzustufen, so dass die Meldung zwingend erforderlich ist.***

7.4 Probengewinnung und Transport

In **Patientenmaterial** kann der Erregernachweis stadienabhängig aus verschiedenen Untersuchungsmaterialien erfolgen. Es sollte genügend Probenmaterial für Elektronenmikroskopie, Zellkultur und PCR entnommen werden. ***Die Probenentnahme sollte möglichst von einer kürzlich geimpften Person unter geeigneten Schutzmaßnahmen (Einmal-Kittel, -Überschuhe, Schutzmaske FFP3 SL oder HEPA-filtrierte Schutzmaske, Schutzbrille und Einmal-Handschuhe) durchgeführt werden.*** Wenn nur ungeimpfte Personen für die Probenentnahme zur Verfügung stehen, dann sollten Personen, bei denen eine Kontraindikation für die Pockenimpfung vorliegt (Immunsuppression, Ekzeme), die Probennahme auf keinen Fall durchführen.

Transportmedium sollte nicht verwendet werden, da dies nur zu einer Verdünnung des Probenmaterials führt und damit die Chancen der Erregeridentifikation in der Elektronenmikroskopie und der PCR erschwert werden.

Im Initialstadium (Tag 1–4) ist die Entnahme von Rachenspülproben und EDTA-Blut sinnvoll. In der Bläschen- und Pustelphase (ab Tag 6) sind Bläschen- und Pustelinhalt und in der Rekonvaleszenzphase (ab 12. Tag) Krusten das geeignete Probenmaterial. Für die Laboruntersuchung sollten Krusten oder Vesikelflüssigkeit von wenigstens 2–4 Läsionen eines Patienten gewonnen werden, da gleichzeitig verschiedene Infektionen bestehen könnten, wie dies z. B. für Affenpockenvirus und Varicella-Zoster-Virus beschrieben wurde. Krusten können von der darunterliegenden, intakten Haut mit einem Skalpell oder einer Kanüle abgenommen werden.

Die Proben sind separat zu verpacken, um Kreuzkontamination zu verhindern. Bei Vesikeln sind sowohl die visköse Flüssigkeit als auch die Vesikelhaut separat zu entnehmen: Nach Abtragen der Vesikelhaut ist mit Hilfe eines Watte- oder Polyestertupfers der Vesikelinhalt abzutupfen. Dieses Material kann dann auf einen Objektträger aufgebracht werden. Alternativ besteht die Möglichkeit, mit einem frischen Objektträger einen direkten Abdruck durch Anpressen auf die offene Läsion zu nehmen. Wenn Kupfernetze (sog. „grids") für die Elektronenmikroskopie verfügbar sind, so sind diese mit unterschiedlichem Druck auf die offene Läsion zu legen. Objektträger und Kupfernetze sind für 10 min an der Luft zu trocknen, zu verpacken und einzeln zu beschriften.

Bioptate sollten für die Immunhistochemie zur Hälfte in gepufferter Formalinlösung und für andere Untersuchungen unbehandelt eingesandt werden. Im Falle einer Autopsie sollten Proben aus Hautveränderungen, Leber, Milz, Lunge, Lymphknoten und Niere entnommen werden. Autopsieproben werden wie Biopsate weiterbehandelt (http://www.bt.cdc.gov/agent/smallpox/response-plan/files/guide-d.pdf).

Für den direkten Virusnachweis aus EDTA-Blut während der Inkubation liegen aus der Zeit der Pockeneradikation keine Erfahrungen vor. Infektionsversuche mit verschiedenen Orthopockenvirus-Spezies in Versuchstieren zeigen jedoch die Brauchbarkeit dieses Untersuchungsmaterials. Für eine retrospektive Diagnose ist die Entnahme eines Serumpaares notwendig.

Der Weg der Proben ist zur Beweissicherung für forensische Zwecke ausführlich zu dokumentieren. Die Protokolle und Laborergebnisse sind für die lokale Kriminalpolizei und Gesundheitsbehörden, Einsatzgruppen der Länder und des Bundes sowie schließlich für den internationalen Gerichtshof in Den Haag relevant, da die Wahrscheinlichkeit eines **natürlichen** Erkrankungsfalles bzw. Ausbruchs als sehr gering anzusehen ist.

Als **Umweltproben** kommen v.a. folgende Materialien in Frage: Abstriche/ Spülungen von kontaminierten Flächen oder Luftfilteranlagen sowie pulver- oder staubförmige Materialien.

Der **Probentransport** erfolgt für Formalin-fixierte Gewebe und Krusten bei Raumtemperatur, alle anderen Proben sollten möglichst in gefrorenem Zustand, bei kurzer Transportzeit auch nur gekühlt, eingeschickt werden.

Alle Proben mit Verdacht auf Variolavirus (einschließlich medizinischem Untersuchungsmaterial) müssen als Kategorie A „Ansteckungsgefährlicher Stoff, gefährlich für Menschen" (UN 2814) transportiert werden (s. Kap. A 5.3.1).

7.5 Labordiagnostik

Der Erregernachweis wird stadienabhängig aus verschiedenen Untersuchungsmaterialien durchgeführt: Es können Rachenabstrich, Pustelinhalt, Blut oder im Spätstadium Krusten verwendet werden.

7.5.1 Mikroskopischer Nachweis

Der schnellste Nachweis der Pockenviren gelingt mit dem Elektronenmikroskop aus Bläschenflüssigkeit oder Krustenmaterial. Hierzu wird das Untersuchungsmaterial im Labor der Schutzstufe 4 aus dem Proberöhrchen entnommen, in wenig destilliertem Wasser resuspendiert und 5 µl auf ein Poly-L-Lysin-Formvar-EM-Grid gegeben. Die Kontrastierung erfolgt mit 2%iger Phosphor-Wolfram-Säure in destilliertem Wasser. Danach wird das Grid in einer Petrischale 20 min lang Formaldehyd-Dampf ausgesetzt und schließlich für die Elektronenmikroskopie ausgeschleust. Eine Differenzierung zwischen den verschiedenen Orthopockenvirus-Spezies ist allerdings morphologisch nicht möglich.

7.5.2 Nukleinsäurenachweis

Die PCR stellt die empfindlichste und auch spezifischste Nachweismethode dar. Bisher wurden PCR-Protokolle mit Konsensus-Primern verwendet. Hierbei werden Gensequenzen amplifiziert, die bei allen Orthopockenviren vorkommen, wie z.B. die Gene für das Einschlusskörperchen-Protein vom Typ A (ATI), den cytokine response modifier B (CrmB) oder das Hämagglutinin [540–542]. Differenzieren lassen sich die einzelnen Spezies nach Verdau der Amplifikate mit verschiedenen Restriktionsenzymen oder durch Sequenzierung. Heute kommt der Echtzeit-PCR im Hinblick auf eine rasche Identifizierung und Differenzierung der Orthopoxviren die größte Bedeutung zu. Entsprechende Protokolle wurden publiziert, die aufgrund der Schmelzkurven-Analyse eine Abgrenzung der Variolaviren von Nicht-Variolaviren zulassen [543–545]. Auch wurde eine Variolavirus-spezifische Echtzeit-PCR publiziert [546], die ein repräsentatives Panel von 46 Variolaviren zuverlässig erfasst.

7.5.3 Kritische Wertung

Aufgrund der hohen Sequenzhomologie der Orthopockenviren untereinander und der Tatsache, dass es offenbar keine Variolavirus-spezifschen Sequenzabschnitte gibt, basieren die bisher publizierten Echtzeit-PCRs z. T. nur auf einem oder einigen wenigen Nukleotidaustauschen. **Deshalb muss ein in der PCR positives Resultat mit weiteren Verfahren wie z.B. durch Sequenzierung bestätigt werden.** Auch sind Polymerase-Inhibition bzw. die Effektivität der Extraktion über geeignete interne Kontrollen zu prüfen, um falsch-negative Ergebnisse auszuschließen. Wegen der weitreichenden Konsequenzen eines positiven Nachweises muss zusätzlich zu einem Nukleinsäurenachweis unbedingt eine Virusisolierung in der Zellkultur versucht werden.

Konsiliarlaboratorium für Pockenviren:
Robert-Koch-Institut
Nordufer 20
13353 Berlin
www.rki.de

D Anhang

1 Hinweise zur ICD-Kodierung

Alexander S. Kekulé

Die in dieser MiQ abgehandelten Erreger werden eher selten nachgewiesen und stehen möglicherweise im Zusammenhang mit anthropogener Freisetzung infolge von Unfällen oder kriminellen Handlungen. Auch werden die zunächst beauftragten Labore oft keine vollständige Diagnostik durchführen, sondern nach Stellung der Verdachtsdiagnose die Probe an ein spezialisiertes Labor weiterleiten. Deshalb kommen eine Reihe von ICD-Codes in Frage, die im mikrobiologischen Routinelabor eher selten benutzt werden. Die folgende Zusammenfassung soll Hilfestellung bei der teilweise recht komplexen ICD-Kodierung geben.

1.1 Erkrankungen durch Bakterien

Die meisten BT-Agenzien und hochpathogenen Erreger sind im Abschnitt „Bestimmte bakterielle Zoonosen“ (A20 bis A28) der ICD-10-GM kodiert (Tab. 43). Daneben finden sich in verschiedenen Kapiteln der ICD-10-GM weitere bakterielle Infektionen, die zur besseren Übersicht in einer Tabelle zusammengefasst sind (Tab. 44).

Tabelle 43: Bestimmte bakterielle Zoonosen

A20.- Pest – Infektion durch Yersinia pestis	
A20.0	Bubonenpest
A20.1	Hautpest
A20.2	Lungenpest
A20.3	Pestmeningitis
A20.7	Pestsepsis
A20.8	Sonstige Formen der Pest (abortive Pest, asymptomatische Pest, Pestis minor)
A20.9	Pest, nicht näher bezeichnet

Tabelle 43: Bestimmte bakterielle Zoonosen (Fortsetzung)

A21.- Tularämie – Infektion durch Francisella tularensis	
A21.0	Ulzeroglanduläre Tularämie
A21.1	Okuloglanduläre Tularämie
A21.2	Pulmonale Tularämie
A21.3	Gastrointestinale Tularämie (abdominale Tularämie)
A21.7	Generalisierte Tularämie
A21.8	Sonstige Formen der Tularämie
A21.9	Tularämie, nicht näher bezeichnet
A22.- Anthrax (Milzbrand) – Infektion durch Bacillus anthracis	
A22.0	Hautmilzbrand (Milzbrandkarbunkel, Pustula maligna)
A22.1	Lungenmilzbrand (Hadernkrankheit, Milzbrand, durch Inhalation erworben)
A22.2	Darmmilzbrand
A22.7	Milzbrandsepsis
A22.9	Milzbrand, nicht näher bezeichnet
A23.- Brucellose	
A23.0	Brucellose durch *Brucella melitensis* – Maltafieber
A23.1	Brucellose durch *Brucella abortus* – Morbus Bang
A23.2	Brucellose durch *Brucella suis* – Schweinebrucellose
A23.3	Brucellose durch *Brucella canis*
A23.8	Sonstige Brucellose
A23.9	Brucellose, nicht näher bezeichnet
A24.- Rotz (Malleus) und Melioidose (Pseudorotz)	
A24.0	Rotz-Infektion durch Pseudomonas mallei
A24.1	Akute oder fulminante Melioidose
A24.2	Subakute oder chronische Melioidose
A24.3	Sonstige Melioidose
A24.4	Melioidose, nicht näher bezeichnet – Infektion durch *Pseudomonas pseudomallei* o.n.A.
A28.- Sonstige bakterielle Zoonosen, andernorts nicht klassifiziert	
A28.8	Sonstige näher bezeichnete bakterielle Zoonosen, anderenorts nicht klassifiziert
A28.9	Bakterielle Zoonose, nicht näher bezeichnet

Tabelle 44: Sonstige bakterielle Krankheiten

A48.- Sonstige bakt. Krankheiten, andernorts nicht klassifiziert	
A48.3	Syndrom des toxischen Schocks Exkl.: Endotoxinschock o.n.A. (R57.8), Sepsis o.n.A. (A41.9)
A49.- Bakterielle Infektion nicht näher bezeichneter Lokalisation Exkl.: Bakterien als Ursache von Krankheiten, die in anderen Kapiteln aufgeführt sind (B95–B96) Chlamydieninfektion o.n.A. (A74.9) Meningokokkeninfektion o.n.A. (A39.9) Rickettsieninfektion o.n.A. (A79.9) Spirochäteninfektion o.n.A. (A69.9)	
A49.8	Sonstige bakterielle Infektionen nicht näher bezeichneter Lokalisation
A49.9	Bakterielle Infektion, nicht näher bezeichnet
A70.- Infektionen durch Chlamydophila psittaci (Ornithose)	
A75.- Fleckfieber Exkl.: Rickettsiose durch *Ehrlichia sennetsu* (A79.8)	
A75.0	Epidemisches Fleckfieber durch *Rickettsia prowazeki*
A75.1	Fleckfieber-Spätrezidiv [Brill-Krankheit]
A75.2	Fleckfieber durch *Rickettsia typhi [Rickettsia mooseri]*
A75.3	Fleckfieber durch *Rickettsia tsutsugamushi [Rickettsia orientalis]*
A75.9	Fleckfieber, nicht näher bezeichnet
A78.- Q-Fieber – Infektion durch *Rickettsia burnetii (Coxiella burnetii)*	

1.2 Erkrankungen durch Viren

Die in dieser MiQ abgehandelten Viren sind größtenteils in Kapitel I der ICD-10-GM zu finden. Es handelt sich um die Gruppen „Virusinfektionen des Zentralnervensystems (A80–A89)" (Tab. 45), „Durch Arthropoden übertragene Viruskrankheiten und virale hämorrhagische Fieber (A90–A99)" (Tab. 46), „Virusinfektionen, die durch Haut- und Schleimhautläsionen gekennzeichnet sind (B00–B09)" sowie „Sonstige Viruskrankheiten (B25–B34)" (Tab. 47). Einige Viruserkrankungen der Atemwege (Grippe, Pneumonie, SARS) sind in anderen Kapiteln der ICD-10-GM aufgelistet (s. Kap. D 1.3).

Tabelle 45: Virusinfektionen des Zentralnervensystems

A83.- Virusenzephalitis, durch Moskitos (Stechmücken) übertragen Inkl.: Virusmeningoenzephalitis, durch Moskitos übertragen Exkl.: Venezolanische Pferdeenzephalitis (A92.2)	
A83.0	Japanische Enzephalitis (Japan-B-Enzephalitis)
A83.1	Westliche Pferdeenzephalitis (Western Equine Encephalitis)
A83.2	Östliche Pferdeenzephalitis (Eastern Equine Encephalitis)
A83.3	St.-Louis-Enzephalitis
A83.4	Australische Enzephalitis (Kunjin-Krankheit, Murray-Valley-Enzephalitis)
A83.5	Kalifornische Enzephalitis (Kalifornische Meningoenzephalitis, LaCrosse-Enzephalitis)
A83.6	Rocio-Virusenzephalitis
A83.8	Sonstige Virusenzephalitis, durch Moskitos übertragen
A83.9	Virusenzephalitis, durch Moskitos übertragen, nicht näher bezeichnet
A84.- Virusenzephalitis, durch Zecken übertragen Inkl.: Virusmeningoenzephalitis, durch Zecken übertragen	
A84.0	Fernöstliche Enzephalitis, durch Zecken übertragen [Russische Frühsommer-Enzephalitis]
A84.1	Mitteleuropäische Enzephalitis, durch Zecken übertragen (FSME)
A84.8	Sonstige Virusenzephalitis, durch Zecken übertragen (Louping-ill-Krankheit, Powassan-Enzephalitis)
A84.9	Virusenzephalitis, durch Zecken übertragen, nicht näher bezeichnet
A85.- Sonstige Virusenzephalitis, anderenorts nicht klassifiziert Inkl.: Virusenzephalomyelitis durch näher bezeichnete Viren, anderenorts nicht klassifiziert Virusmeningoenzephalitis durch näher bezeichnete Viren, anderenorts nicht klassifiziert Exkl.: Benigne myalgische Enzephalomyelitis (G93.3) Enzephalitis durch: • Herpesvirus [Herpes simplex] (B00.4) • Masernvirus (B05.0) • Mumpsvirus (B26.2) • Poliomyelitisvirus (A80.-) • Varicella-Zoster-Virus (B02.0) • Lymphozytäre Choriomeningitis (A87.2)	
A85.2	Virusenzephalitis, durch Arthropoden übertragen, nicht näher bezeichnet
A85.8	Sonstige näher bezeichnete Virusenzephalitis Economo-Enzephalitis Encephalitis lethargica sive epidemica
A86.- Virusenzephalitis, nicht näher bezeichnet • Virusenzephalomyelitis o.n.A. • Virusmeningoenzephalitis o.n.A.	

Tabelle 45: Virusinfektionen des Zentralnervensystems (Fortsetzung)

A87.- Virusmeningitis Exkl.: Meningitis durch: • Herpesvirus [Herpes simplex] (B00.3) • Masernvirus (B05.1) • Mumpsvirus (B26.1) • Poliomyelitisvirus (A80.-) • Varicella-Zoster-Virus (B02.1)	
A87.8	Sonstige Virusmeningitis
A87.9	Virusmeningitis, nicht näher bezeichnet

Tabelle 46: Durch Arthropoden übertragene Viruskrankheiten und virale hämorrhagische Fieber

A90.- Dengue-Fieber (Klassische Dengue) Exkl.: Hämorrhagisches Dengue-Fieber (A91)	
A91.- Hämorrhagisches Dengue-Fieber	
A92.- Sonstige durch Moskitos [Stechmücken] übertragene Viruskrankheiten Exkl.: Ross-River-Krankheit (B33.1)	
A92.0	Chikungunya-Viruskrankheit – (hämorrhagisches) Chikungunya-Fieber
A92.1	O'Nyong-nyong-Fieber
A92.2	Venezolanisches Pferdefieber (Venezuela-Pferdeenzephalitis, Venezuela-Pferdeenzephalomyelitis)
A92.3	West-Nil-Virusinfektion (West-Nil-Fieber)
A92.4	Rifttalfieber (Rift-Valley-Fieber)
A92.8	Sonstige, näher bezeichnete, durch Moskitos übertragene Viruskrankheiten
A92.9	Durch Moskitos übertragene Viruskrankheit, nicht näher bezeichnet
A93.- Sonstige, durch Arthropoden übertragene Viruskrankheiten, anderenorts nicht klassifiziert	
A93.0	Oropouche-Viruskrankheit (Oropouche-Fieber)
A93.1	Pappataci-Fieber (Phlebotomus-Fieber, Sandfliegenfieber)
A93.2	Colorado-Zeckenfieber
A93.8	Sonstige, näher bezeichnete, durch Arthropoden übertragene Viruskrankheiten • Piry-Fieber • Stomatitis-vesicularis-Viruskrankheit (Indiana-Fieber)
A95.- Gelbfieber	
A95.0	Buschgelbfieber (Dschungelgelbfieber, silvatisches Gelbfieber)
A95.1	Urbanes Gelbfieber
A95.9	Gelbfieber, nicht näher bezeichnet

Tabelle 46: Durch Arthropoden übertragene Viruskrankheiten und virale hämorrhagische Fieber (Forts.)

A96.- Hämorrhagisches Fieber durch Arenaviren	
A96.0	Hämorrhagisches Fieber durch Juninviren (Argentinisches hämorrhagisches Fieber)
A96.1	Hämorrhagisches Fieber durch Machupoviren (Bolivianisches hämorrhagisches Fieber)
A96.2	Lassa-Fieber (Hämorrhagisches Fieber durch Lassaviren)
A96.8	Sonstiges hämorrhagisches Fieber durch Arenaviren
A96.9	Hämorrhagisches Fieber durch Arenaviren, nicht näher bezeichnet
A98.- Sonstige hämorrhagische Viruskrankheiten, anderenorts nicht klassifiziert Exkl.: Hämorrhagisches Chikungunya-Fieber (A92.0) Hämorrhagisches Dengue-Fieber (A91)	
A98.0	Hämorrhagisches Krim-Kongo-Fieber
A98.1	Hämorrhagisches Omsk-Fieber
A98.2	Kyasanur-Wald-Krankheit
A98.3	Marburg-Viruskrankheit
A98.4	Ebola-Viruskrankheit
A98.5	Hämorrhagisches Fieber mit renalem Syndrom • Epidemische Nephropathie • Hämorrhagisches Fieber: – epidemisch – koreanisch – russisch • Hantavirus-Krankheit mit renaler Beteiligung • Infektion durch Hantaviren Exkl.: Hantavirus-(Herz-)Lungensyndrom (B33.4)
A98.8	Sonstige näher bezeichnete hämorrhagische Viruskrankheiten
A99.- Nicht näher bezeichnete hämorrhagische Viruskrankheit	

Tabelle 47: Sonstige Virusinfektionen

B03.- Pocken	
B04.- Affenpocken	
B08.- Sonstige Virusinfektionen, die durch Haut- und Schleimhautläsionen gekennzeichnet sind, anderenorts nicht klassifiziert	
B08.0	Sonstige Infektionen durch Orthopoxviren • Infektion durch Vakziniavirus • Kuhpocken • Orfvirus-Krankheit [Schafpocken] • Pseudokuhpocken [Melkerknoten] Exkl.: Affenpocken (B04)

Tabelle 47: Sonstige Virusinfektionen (Fortsetzung)

B33.- Sonstige Viruskrankheiten, anderenorts nicht klassifiziert	
B33.4+	Hantavirus-(Herz-)Lungensyndrom (J17.1*) • Hantavirus (cardio)pulmonary syndrom [HPS] [HCPS] • Hantavirus-Krankheit mit Lungenmanifestation • Sin-nombre-Virus-Krankheit Soll ein mit dem Hantavirus-(Herz-)Lungensyndrom verbundenes Nierenversagen durch das Andes-, Bayou- und Black-Creek-Canal-Hantavirus angegeben werden, ist eine zusätzliche Schlüsselnummer (N17.9) zu benutzen. Exkl.: Hämorrhagisches Fieber mit renaler Beteiligung (A98.5)
B33.8	Sonstige näher bezeichnete Viruskrankheiten
B34.8	Sonstige Virusinfektionen nicht näher bezeichneter Lokalisation
B34. Viruskrankheit, nicht näher bezeichneter Lokalisation Exkl.: Infektion durch Herpesvirus [Herpes simplex] o.n.A. (B00.9) Infektion durch Retroviren o.n.A. (B33.3) Viren als Ursache von Krankheiten, die in anderen Kapiteln klassifiziert sind (B97.-) Zytomegalie o.n.A. (B25.9)	
B34.8	Sonstige Virusinfektion, nicht näher bezeichneter Lokalisation
B34.9	Virusinfektion, nicht näher bezeichnet • Virämie o.n.A.

Die Bedeutung der Schlüsselnummern mit „Stern" (*) und „Kreuz"(+) wird in Kapitel D 1.3 beschrieben.

1.3 Klinische Syndrome, Pneumonie und Grippe

Weiterhin kommen für die in dieser MiQ besprochenen Erreger Kodierungen für Folgezustände von Infektionen sowie ZNS-Erkrankungen als Zusatzdiagnose in Frage (Tab. 48).

In diesem Zusammenhang sei auch das **Kreuz-Stern-System** erwähnt. Die ICD-10-GM klassifiziert Diagnosen primär nach der Ätiologie. Beispielsweise ist eine Meningitis im Rahmen einer Sepsis durch *B. anthracis* primär als Milzbrand zu verschlüsseln, also mit „A22.7-Milzbrandsepsis“. Dabei geht die begleitende Manifestation als Meningitis verloren. Das Kreuz-Stern-System erlaubt die zusätzliche Angabe dieser Manifestation mit einer zweiten Schlüsselnummer: „G01*.- Meningitis bei anderenorts klassifizierten bakteriellen Krankheiten“.

Stern-Schlüsselnummern dürfen nicht alleine verwendet werden, sondern immer nur zusammen mit einer anderen, nicht optionalen Schlüsselnummer; Letztere wird durch ein angehängtes Kreuz gekennzeichnet. Für die Milzbrandsepsis mit Meningitis gilt also: „A22.7+ G01*“. Als Kreuz-Schlüsselnummer kann jede, nicht optionale Schlüsselnummer verwendet werden, wenn die Kombination medizinisch sinnvoll ist (also nicht nur die in der ICD-10-GM mit einem Kreuz gekennzeichneten Schlüsselnummern). Die alleinige Angabe der nicht optionalen Schlüsselnummer (im angeführten

Beispiel: A22.7) genügt den gesetzlichen Anforderungen. Mit der Einführung des DRG-Systems gewinnt die Kreuz-Stern-Verschlüsselung jedoch im Krankenhaus an Bedeutung, da ein Behandlungsfall durch die Angabe einer Stern-Schlüsselnummer u. U. einer höheren Komplexitätsstufe zuzuordnen ist.

Grippe (Tab. 49) und andernorts nicht klassifizierte Pneumonien (Tab. 50) werden in der Gruppe „Grippe und Pneumonie (J09–J18)" aufgelistet. Infektionen durch SARS-CoV finden sich in der derzeitigen Ausgabe der ICD-10-GM noch in der Gruppe „Vorläufige Zuordnungen für Krankheiten mit unklarer Ätiologie (U00–U49)"; da das ätiologische Agens inzwischen feststeht, ist eine Neuzuordnung zu erwarten.

Tabelle 48: Folgezustände von Infektionen, ZNS-Erkrankungen als Zusatzdiagnose

B94.- Folgezustände sonstiger und nicht näher bezeichneter infektiöser und parasitärer Krankheiten	
B94.1	Folgezustände der Virusenzephalitis
B94.8	Folgezustände sonstiger näher bezeichneter infektiöser und parasitärer Krankheiten
B94.9	Folgezustände nicht näher bezeichneter infektiöser oder parasitärer Krankheiten
G01*.- Meningitis bei anderenorts klassifizierten bakteriellen Krankheiten Meningitis (bei) (durch): • Anthrax [Milzbrand] (A22.8+) • Gonokokken (A54.8+) • Leptospirose (A27.- +) • Listerien (A32.1+) • Lyme-Krankheit (A69.2+) • Meningokokken (A39.0+) • Neurosyphilis (A52.1+) • Salmonelleninfektion (A02.2+) • Syphilis: • konnatal (A50.4+) • sekundär (A51.4+) • tuberkulös (A17.0+) • Typhus abdominalis (A01.0+) Exkl.: Meningoenzephalitis und Meningomyelitis bei anderenorts klassifizierten bakteriellen Krankheiten (G05.0*)	
G02*.- Meningitis bei sonstigen, anderenorts klassifizierten infektiösen und parasitären Krankheiten Exkl.: Meningoenzephalitis und Meningomyelitis bei sonstigen anderenorts klassifizierten infektiösen und parasitären Krankheiten (G05.1–G05.2*)	
G05.-* Enzephalitis, Myelitis und Enzephalomyelitis bei anderenorts klassifizierten Krankheiten Inkl.: Meningoenzephalitis und Meningomyelitis bei anderenorts klassifizierten Krankheiten	
G05.1*	Enzephalitis, Myelitis und Enzephalomyelitis bei anderenorts klassifizierten Viruskrankheiten • Grippe (J09+, J10.8+, J11.8+)

Tabelle 49: Grippe

J09.-	**Grippe durch nachgewiesene Vogelgrippeviren** Inkl.: Grippe durch Influenzaviren, die normalerweise nur Vögel infizieren und, weniger häufig, sonstige Tiere
J10.-	**Grippe durch sonstige nachgewiesene Influenzaviren** Exkl.: Infektion o.n.A. (A49.2), Meningitis (G00.0), Pneumonie (J14) } durch *Haemophilus influenzae*
J10.0	Grippe mit Pneumonie, sonstige Influenzaviren nachgewiesen • Grippe(broncho)pneumonie, sonstige Influenzaviren nachgewiesen
J10.1	Grippe mit sonstigen Manifestationen an den Atemwegen, sonstige Influenzaviren nachgewiesen • akute Infektion der oberen Atemwege • Laryngitis • Pharyngitis • Pleuraerguss } sonst. Influenzaviren nachgewiesen
J10.8	Grippe mit sonstigen Manifestationen, sonstige Influenzaviren nachgewiesen • Enzephalopathie bei Grippe • Grippe: – Gastroenteritis – Myokarditis (akut) } sonst. Influenzaviren nachgewiesen
J11.-	**Grippe, Viren nicht nachgewiesen** Inkl.: Grippe, Virus-Grippe } ohne Angabe eines spezifischen Virusnachweises Exkl.: Grippaler Infekt (J06.9), Infektion o.n.A. (A49.2), Meningitis (G00.0), Pneumonie (J14) } durch H. influenzae
J11.0	Grippe mit Pneumonie, Viren nicht nachgewiesen Grippe(broncho)pneumonie, nicht näher bezeichnet oder spezifische Viren nicht nachgewiesen
J11.1	Grippe mit sonstigen Manifestationen an den Atemwegen, Viren nicht nachgewiesen Grippe o.n.A. Grippe: • akute Infektion der oberen Atemwege • Laryngitis • Pharyngitis • Pleuraerguss } nicht näher bezeichnet oder spezifische Viren nicht nachgewiesen
J11.8	Grippe mit sonstigen Manifestationen, Viren nicht nachgewiesen Enzephalopathie bei Grippe Grippe: • Gastroenteritis • Myokarditis (akut) } nicht näher bezeichnet oder spezifische Viren nicht nachgewiesen

Tabelle 50: Pneumonie (außer Grippe)

J12.- Viruspneumonie, anderenorts nicht klassifiziert Inkl.: Bronchopneumonie durch andere als Influenzaviren Exkl.: Aspirationspneumonie: • bei Anästhesie: – im Wochenbett (O89.0) – während der Schwangerschaft (O29.0) – während der Wehentätigkeit und bei der Entbindung (O74.0) • beim Neugeborenen (P24.9) • durch feste und flüssige Substanzen (J69.-) • o.n.A. (J69.0) Pneumonie: • angeboren (P23.0) • bei Grippe (J09, J10.0, J11.0) • interstitiell o.n.A. (J84.9) • Lipid (J69.1) Kongenitale Röteln-Pneumonie (P35.0)	
J12.8	Pneumonie durch sonstige Viren
J12.9	Viruspneumonie, nicht näher bezeichnet
J15.- Pneumonie durch Bakterien, anderenorts nicht klassifiziert Inkl.: Bronchopneumonie durch andere Bakterien als *Streptococcus pneumoniae* und *Haemophilus influenzae* Exkl.: Angeborene Pneumonie (P23.-) Legionärskrankheit (A48.1) Pneumonie durch Chlamydien (J16.0)	
J15.8	Sonstige bakterielle Pneumonie
J15.9	Bakterielle Pneumonie, nicht näher bezeichnet
J16.- Pneumonie durch sonstige Infektionserreger, anderenorts nicht klassifiziert Exkl.: Ornithose (A70) Plasmazelluläre interstitielle Pneumonie (B59) Pneumonie: • angeboren (P23.-) • o.n.A. (J18.9)	
J16.8	Pneumonie durch sonstige näher bezeichnete Infektionserreger
J17.-*Pneumonie bei anderenorts klassifizierten Krankheiten	
J17.0*.-	Pneumonie bei anderenorts klassifizierten bakteriellen Krankheiten • Milzbrand (A22.1+) • Nokardiose (A43.0+) • Salmonelleninfektion (A02.2+) • Tularämie (A21.2+) • Typhus abdominalis (A01.0+)
J17.8*.-	Pneumonie bei sonstigen anderenorts klassifizierten Krankheiten • Ornithose (A70+) • Q-Fieber (A78+)
U04.- Schweres akutes respiratorisches Syndrom [SARS]	
U04.9	Schweres akutes respiratorisches Syndrom [SARS], nicht näher bezeichnet

1.4 Sonstige relevante Schlüssel

Da bei der Diagnostik der in dieser MiQ beschriebenen Erreger häufig nach Stellung einer vagen Verdachtsdiagnose das Material an ein spezialisiertes Labor weitergesandt werden muss, kommen auch die ICD-Schlüssel für abnorme Untersuchungsbefunde ohne Vorliegen einer Diagnose in Frage (Tab. 51).

Des Weiteren kommen eine Reihe **optionaler Schlüsselnummern** in Frage (Tab. 52), die in der ICD-10-GM mit einem Ausrufezeichen gekennzeichnet sind. Diese dürfen nicht alleine benutzt werden, sondern dienen der zusätzlichen Spezifikation, wenn dies zur Leistungsbegründung erforderlich ist. Beispielsweise könnte Lungenmilzbrand (A22.1) nach Anschlag mit einem gentechnisch veränderten, multiresistenten *B. anthracis* zusätzlich als „tätlicher Angriff" (Y09.9!) und als „Bakterien mit Multiresistenz gegen Antibiotika" (U81!) kodiert werden. Die vollständige Kodierung lautet dann: „A22.1 Y09.9! U81!".

Schließlich können im Zusammenhang mit BT-Agenzien und anderen hochpathogenen Erregern prophylaktische Maßnahmen an Personen erforderlich werden, die selbst nicht krank sind oder eine in der ICD-10-GM anderweitig kodierte Schädigung aufweisen. Für diese Fälle sind in Kapitel XXI der ICD-10-GM spezielle Schlüssel hinterlegt, von denen vorliegend die Gruppe „Personen mit potenziellen Gesundheitsrisiken hinsichtlich übertragbarer Krankheiten (Z20–Z29)" einschlägig ist (Tab. 53).

Tabelle 51: Abnorme Untersuchungsbefunde ohne Vorliegen einer Diagnose

R82.7	Abnorme Befunde bei der mikrobiologischen Urinuntersuchung • Positive Kulturen
R83.5	Abnorme mikrobiologische Liquorbefunde
R84.5	Abnorme mikrobiologische Befunde in Untersuchungsmaterialien aus Atemwegen und Thorax • Bronchiallavage • Nasenschleimhautsekret • Pleuraflüssigkeit • Rachenabstrich • Sputum
R85.5	Abnorme mikrobiologische Befunde in Untersuchungsmaterialien aus Verdauungsorganen und Bauchhöhle • Peritonealflüssigkeit • Speichel
R86.5	Abnorme mikrobiologische Befunde in Untersuchungsmaterialien aus den männlichen Genitalorganen
R87.5	Abnorme mikrobiologische Befunde in Untersuchungsmaterialien aus den weiblichen Genitalorganen • Cervix uteri • Vagina • Vulva
R89.5	Abnorme mikrobiologische Befunde in Untersuchungsmaterialien aus anderen Körperorganen, -systemen und -geweben

Tabelle 52: Für BT-Agenzien relevante, optionale Schlüsselnummern

U81!	**Bakterien mit Multiresistenz gegen Antibiotika** Hinw.: Es ist nur noch eine Sensitivität gegen nicht mehr als zwei Antibiotika-Substanzgruppen nachweisbar. Exkl.: Mykobakterien (U82.-)
Y09.9!	Tätlicher Angriff Inkl.: Tätlicher Angriff mit: • Waffen Tötung Verletzungen durch eine andere Person in Verletzungs- oder Tötungsabsicht auf jede Art und Weise Exkl.: Gesetzliche Maßnahmen (Y35.7) Kriegshandlungen (Y36.9)
Y34.9!	Nicht näher bezeichnetes Ereignis, Umstände unbestimmt Inkl.: Selbst zugefügte Verletzung, Exposition und jegliche Gewalteinwirkung, bei der wegen unzureichender Informationen keine Unterscheidung zwischen Unfall, Selbstbschädigung oder tätlichem Angriff möglich ist Exkl.: Selbstzugefügte Vergiftung, bei der nicht angegeben ist, ob sie durch Unfall oder in Schädigungsabsicht zustande gekommen ist (X49.9)
Y36.9!	Verletzungen durch Kriegshandlungen Inkl.: Verletzung bei Unruhen

Tabelle 53: Personen mit potenziellen Gesundheitsrisiken hinsichtlich übertragbarer Krankheiten

Z29.– Notwendigkeit von anderen prophylaktischen Maßnahmen Exkl.: Desensibilisierung gegenüber Allergenen (Z51.6) Prophylaktische Operation (Z40.-)	
Z29.0	Isolierung als prophylaktische Maßnahme • Stationäre Aufnahme zur Abschirmung einer Person vor ihrer Umgebung oder • Zur Isolierung einer Person nach Kontakt mit Infektionskrankheiten
Z29.1	Immunprophylaxe • Verabreichung von Immunglobulin
Z29.2	Sonstige prophylaktische Chemotherapie • Chemoprophylaxe • Prophylaktische Antibiotikaverabreichung
Z29.8	Sonstige näher bezeichnete prophylaktische Maßnahmen
Z29.9	Prophylaktische Maßnahme, nicht näher bezeichnet

2 Beispiele für Verfahrensanweisungen/ Maßnahmepläne zum Umgang mit Materialien, die hochpathogene Erreger enthalten

Andreas Podbielski

Zum besseren Verständnis der im Folgenden aufgeführten Verfahrensanweisungen und Maßnahmepläne wird die formal-juristische und bauliche Situation der davon betroffenen diagnostischen Labore erläutert.

Die Anlage ist durch stets geschlossenen Flurtüren und einer klaren Zugangsregelung von den im selben Gebäude untergebrachten Forschungslaboren und Unterrichtsräumen getrennt. Die gesamte Anlage verfügt über aktuelle Genehmigungen der zuständigen Landesbehörde entsprechend IfSG und BioStoffV, aber nur in Teilen nach GenTG/GenTSV. Die Anlage sowie das einschlägige Verfahrens- und Sicherheitsmanagement sind zudem durch die ZLG akkreditiert.

Sie dürfte dem Standard der überwiegenden Zahl der entsprechenden Universitätseinrichtungen sowie der großen Diagnostiklabore im Bereich der niedergelassenen Ärzte entsprechen.

2.1 Verfahrensanweisung: Umgang mit hochrisikobehafteten/-infektiösen Materialien

2.1.1 Allgemeines

Zu den hochrisikobehafteten bzw. -infektiösen Materialien gehören alle Patientenmaterialien, bei denen der dringende Verdacht besteht, dass diese S3**-, S3-, oder S4-Mikroorganismen im Sinne der Biostoffverordnung enthalten bzw. dies bereits feststeht. Der Umgang mit solchen Materialien erfordert die strikte Einhaltung besonderer Sicherheits- und Hygienemaßnahmen, da S3**-, S3- und S4-Organismen schwere Krankheiten beim Menschen hervorrufen können und eine ernste Gefahr für Beschäftigte darstellen. Unter Umständen ist auch die Gefahr einer Verbreitung in der Bevölkerung groß.

Eine Übersicht über alle S3**-, S3-, und S4-Organismen gibt die Anlage X dieser Verfahrensanweisung.

Die Zuordnung einzelner Mikroorganismen-Spezies, zu den drei Risikogruppen gehören, erfolgt aufgrund der üblichen oder möglichen Übertragungswege, der minimalen Infektionsdosis, der Schwere der ausgelösten Erkrankung sowie den zur Verfügung stehenden Therapie- und Impfprophylaxe-Möglichkeiten. Der Abwehrstatus einer exponierten Person geht zwar nicht mit in die Bewertung ein, ist aber auch von zentraler Bedeutung für den Verlauf des Erreger-Wirt-Kontaktes. So unterscheiden sich S3**-Mikroorganismen von S3-Organismen lediglich durch den üblichen Übertragungsweg, der für S3**-Mikroorganismen nicht die aerogene Übertragung beinhaltet. S4-Organismen sind ausschließlich Viren, die u.a. aerogen übertragen werden, entweder hämorrhagisches Fieber oder Pocken mit jeweils hoher Letalität auslösen und gegen die es kaum bzw. keine spezifischen Therapieoptionen gibt.

Materialien, die wahrscheinlich oder gesichert S3**-, S3-, oder S4-Organismen enthalten, dürfen nur in dafür baulich, gerätetechnisch und organisatorisch speziell hergerichteten sowie amtlich zugelassenen Laboren der Schutzstufen S3**, S3 oder S4 gehandhabt werden. Für die Routinediagnostik in der Medizinischen Mikrobiologie wird davon ausgegangen, dass die zu untersuchenden Materialien typischerweise nur S1- und/oder S2-Mikroorganismen enthalten, so dass die entsprechenden Labore für die Schutzstufe S2 baulich, technisch und organisatorisch ausgelegt und amtlich zugelassen sein müssen.

Insofern führt die bewusste oder unbewusste Handhabung von Mikroorganismen höherer Risikogruppen in Laboren mit maximaler Schutzstufe S2 zu Konflikten bezüglich der Arbeitssicherheit und Gesundheit des Personals und der anzuwendenden Gesetze und Verordnungen.

2.1.2 Ziel und Zweck

Ziel dieser Verfahrensanweisung ist, den Beschäftigten der Abteilung für Medizinische Mikrobiologie und Krankenhaushygiene Handlungsanweisungen für den Umgang mit Materialien zu geben, die schon im Stadium der Präanalytik bekannterweise S3**-, S3-, und S4-Organismen enthalten bzw. für die sich erst im Rahmen der Bearbeitung in den Laboren der Abteilung herausstellt, dass sie solche Mikroorganismen enthalten. Damit sollen die Arbeitssicherheit und der Gesundheitsschutz der Beschäftigten maximiert und deren Gefährdung im Rahmen ihrer alltäglichen Arbeit minimiert werden.

Diese Verfahrensanweisung regelt **nicht** die melde- und verfahrenstechnischen Spezifika im Umgang mit Materialien, bei denen bereits von Beginn an ein **bioterroristischer Hintergrund** vermutet werden muss bzw. bekannt ist. Für diese Situation ist der Alarmierungsplan der Universitätsklinik bzw. der Abteilung (XX XX XX) anzuwenden. Sofern erst während der Untersuchung ein bioterroristischer Hintergrund der Materialien offenkundig wird, ist zusätzlich zu den u.g. Maßnahmen die Notwendigkeit einer besonderen Meldung anhand des Alarmierungsplans der Abteilung zu prüfen.

2.1.3 Beschreibung der Gefährdungssituationen anhand von Szenarien

Über den typischen Umgang mit S1- und S2-Mikroorganismen in den Laboren der Abteilung hinaus sind vier Szenarien denkbar:

Szenario 1: *Bereits im Stadium der Präanalytik* ist aufgrund eindeutiger klinischer Zeichen des betroffenen Patienten oder aufgrund von Voruntersuchungen wahrscheinlich oder gesichert, dass Materialien des Patienten *S4-Mikroorganismen* enthalten.

Szenario 2: *Bereits im Stadium der Präanalytik* ist aufgrund eindeutiger klinischer Zeichen des betroffenen Patienten oder aufgrund von Voruntersuchungen wahrscheinlich oder gesichert, dass Materialien des Patienten *S3**- oder S3-Mikroorganismen* enthalten.

Szenario 3: Der Patient weist eine unklare, ggf. schwere Infektsymptomatik auf. Zur ätiologischen Abklärung werden dem Labor Patientenmaterialien mit einem oder mehreren Untersuchungsaufträgen „Mikroskopischer Erregernachweis", „Kultureller Erregernachweis", „Molekularer Erregernachweis" bzw. „Serologischer Erregernachweis" zugesandt. *Erst während der Bearbeitung der Materialien* wird durch die nachgereichte Information des Einsenders, anderer diagnostischer Laboren oder amtlicher Stellen wahrscheinlich oder sicher, dass das Material *S4-Mikroorganismen* enthält.

Szenario 4: Der Patient weist eine unklare, ggf. schwere Infektsymptomatik auf. Zur ätiologischen Abklärung werden dem Labor Patientenmaterialien mit einem oder mehreren Untersuchungsaufträgen aus den Kategorien „Mikroskopischer Erregernachweis", „Kultureller Erregernachweis", „Molekularer Erregernachweis" bzw. „Serologischer Erregernachweis" zugesandt. *Erst während der Bearbeitung der Materialien* wird durch die eigene Diagnostik bzw. durch eine nachgereichte Information des Einsenders, anderer diagnostischer Labore oder amtlicher Stellen wahrscheinlich oder sicher, dass das Material *S3**- oder S3-Mikroorganismen* enthält.

Entsprechend der spezifischen Virulenz und Infektionsdosis der Erreger sowie ihrer Vermehrbarkeit mit den in der Abteilung vorgehaltenen Kulturmethoden sind innerhalb der Gruppe der S3-Organismen die Bakterien *Bacillus anthracis*, Brucellen, *Burkholderia mallei/pseudomallei*, Francisellen und *Yersinia pestis* sowie die Pilze *Blastomyces dermatitidis, Cladophialophora bantiana, Coccidioides immitis, Histoplasma capsulatum, Paracoccidioides brasiliensis* und *Ramichloridium mackenziei* als Gruppen mit besonderem Gefährdungspotenzial von den anderen S3-Mikroorganismen abzugrenzen.

Das Institut für Medizinische Mikrobiologie, Virologie und Hygiene der Universitätsklinik Rostock verfügt über amtlich zugelassene Labore der Schutzstufen S2, S3 und S3. Damit führen die Szenarien 1 und 3 immer zu besonderen, über das Labor hinausweisenden Konsequenzen, während die Szenarien 2 und 4 prinzipiell innerhalb der Labore zu handhaben sind.** Innerhalb der S3-Organismen führt der Nachweis oder Umgang mit Vertretern aus den Gruppen mit besonderem Gefährdungspotenzial zu besonderen Handlungen und Schutzmaßnahmen in den eigenen Laboren. Zudem sind diese Mikroorganismen nach Aufkommen einer dringenden Verdachtsdiagnose für die endgültige Diagnosestellung ggf. den geeigneten Referenzlaboren zuzusenden.

Typische Situationen innerhalb des Szenarios 4 sind:

- Nachweis von oder dringender Verdacht auf *Burkholderia mallei* im Gewebsabstrich eines subkutanen Abszesses, in Blutkulturen, Rachenabstrichen, Stuhl- und Urinproben.
- Nachweis von oder dringender Verdacht auf *Burkholderia pseudomallei* aus Eiter, Stuhl, Urin, Blut, Rachenabstrichen, Gewebe und postmortalen Patientenmaterialien.
- Nachweis von oder dringender Verdacht auf *Francisella tularensis* aus Lymphknotenpunktaten, Blutkulturen, Hautabszessen, Tracheobronchialsekreten und postmortalen Gewebsmaterialen.
- Nachweis von oder dringender Verdacht auf *Brucella* spp. aus Blutkulturen, Knochenaspiraten, Liquor oder postmortalen Gewebeproben.
- Nachweis von oder Verdacht auf *Histoplasma capsulatum* oder einer anderen der genannten dimorphen Pilzspezies aus Blutkulturen, Lymphknoten- und Knochenbioptaten, Milz- und Lebergewebe.

2.1.4 Vorgehen bei Nachweis von bzw. Verdacht auf hochrisikobehaftete bzw. -infektiöse Organismen in Patientenmaterialien

2.1.4.1 Szenario 1

Wahrscheinlich oder offenkundig Risikogruppe S4-Mikroorganismen-haltige Materialien dürfen nicht in den Laboren der Abteilung gehandhabt werden! Jegliche potenziellen Einsender sind darauf hinzuweisen. Im Zuge dieser Kommunikation werden den Einsendern die Kontaktadressen der S4-Labore in Deutschland (s. Anlage X) genannt, sofern sie dies wünschen. Jegliche Informationen bzw. Instruktionen zur Präanalytik und zum Materialtransport müssen von diesen S4-Laboren erfragt werden.

2.1.4.2 Szenario 2

Materialien, die wahrscheinlich oder gesichert S3**- bzw. S3-Organismen enthalten, werden über die Materialannahme ausschließlich den Modulen Bakteriologie bzw. Mykologie (S3**) bzw. S3-Diagnostik zugeleitet und dort unter den einschlägigen Vorgaben der Betriebsanweisung S3-Labor sowie der zutreffenden SAAs verarbeitet. Die Einsender sind angewiesen, jegliche klinischen Anhaltspunkte, die eine entsprechende Verdachtsdiagnose begründen könnten, sowie eine entsprechende bekannte Diagnose auf dem Untersuchungsauftragsschein zu vermerken. In Beratungsgesprächen zum konkreten Fall sowie nach Möglichkeit in jeglichen Fachgesprächen mit den Einsendern ist auf diese Notwendigkeit hinzuweisen.

Die Einsenderkommentare sollen auch Hinweise auf die Beteiligung von Viren oder Parasiten der Risikogruppe S3** bzw. S3 am zu untersuchenden Krankheitsbild umfassen. Auch wenn die Gefahr durch diese Erreger für das Personal der Abteilung wegen der typischerweise in unseren Untersuchungsverfahren unterbleibenden Vermehrung relativ gering ist, ist die Erregerpräsenz bei Schnitt- oder Stichverletzungen für die nachfolgenden Prophylaxemaßnahmen und die Risikoberatung von Relevanz.

Für die Verarbeitung von **Mykobakterien-** und **Milzbrandsporen**-haltigen Materialien existieren eigenständige Arbeitsanweisungen (SAA XX XX XX).

Bei Materialien, die **S3-Organismen aus den Gruppen mit besonderem Gefährdungspotenzial** (s. 3.) bzw. in dieser Abteilung nicht kultivierbare/nachweisbare S3-Organismen (s. Anlage X) enthalten, wird zunächst mittels Kontakt zum zuständigen Referenzlabor (s. Anlage X) geklärt, inwieweit je nach der Wahrscheinlichkeit von Simultaninfektionen und der allgemein-diagnostischen Möglichkeiten des Referenzlabors, eine primäre oder parallele Verarbeitung des Materials in der Abteilung für Medizinische Mikrobiologie und Krankenhaushygiene notwendig oder sinnvoll ist. Entsprechend wird das Material unter den geeigneten Sicherheitsvorkehrungen (Kategorie A der ADR2007, s. SAA XX XX XX) direkt oder nach Entnahme von Aliquots für die Vorort-Bearbeitung auf dem Postweg zum Referenzlabor versandt. Dabei sind die einschlägigen SAAs (Versandvorschriften; Material an Auftragslabore) zu beachten.

2.1.4.3 Szenario 3

Ergibt sich **erst während der Verarbeitung die Präsenz von Mikroorganismen der Risikogruppe S4 in den Patientenmaterialien,** wird zusätzlich zu den Bestimmungen der Betriebsanweisung für ein S2-Labor folgendes, auf Empfehlungen des Robert-Koch-Instituts basierende Vorgehen, vorgeschrieben.

Information

- Der zuständige Laborarzt informiert umgehend die Oberärztin sowie den Abteilungsleiter.
- Der Abteilungsleiter bzw. die Oberärztin informiert umgehend den Ärztlichen Direktor des Universitätsklinikums, sofern nicht die Information initial aus dieser Richtung kam.
- Jegliche weitere Information an Dritte (Angehörige, Presse) wird grundsätzlich vorab mit dem Klinikumsvorstand koordiniert.

Verständigung des zuständigen Gesundheitsamtes

- Der Abteilungsleiter bzw. die Oberärztin informiert umgehend das zuständige Gesundheitsamt. Im Notfall steht auch das Robert-Koch-Institut über die ständig besetzte zentrale Rufnummer: **030/4547-4** oder **01888/754-0** für Beratungen zur Verfügung.

Erfassung der in der Abteilung exponierten Personen

- Das anwesende Personal erhält die Dienstanweisung, sich nicht zu entfernen und sich in einem genügend großen Raum mit ausreichend Sitzmöglichkeiten, der mit Sicherheit außerhalb des exponierten Bereichs liegt, zu versammeln.
- Ermittlung des maximalen Expositionszeitraums und darauf basierend, der potenziell exponierten Personen.
- Als potenziell exponiert zählen Personen, die direkten Kontakt zum verdächtigen bzw. erregerhaltigen Patientenmaterial hatten. Ebenso zählen Personen dazu, die sich nach dem Öffnen der Nährmedienplatten im selben Raum aufgehalten haben. Falls der konkrete Verdacht besteht, dass die Raumluft kontaminiert ist, schließt dies alle Personen ein, die sich in Räumen mit Luftkontakt (selber Abschnitt einer Raumluft-technischen Anlage, Tür-Lüftung) aufgehalten haben.
- Dokumentation aller relevanten Daten der exponierten Personen die notwendig sind, um diese jederzeit kurzfristig zu erreichen.
- Verständigung der exponierten abwesenden Personen, sich zu einem vorgegebenen Termin in der Abteilung zur Aufklärung (s. u.) einzufinden.

Aufklärung/Untersuchung der exponierten Personen

- Nach Rücksprache mit dem zuständigen Gesundheitsamt, dem Betriebsärztlichen Dienst und ggf. der Abt. für Tropenmedizin und Infektionskrankheiten wird den Betroffenen der Begriff „exponiert" erklärt sowie weiterführende Informationen über die Erkrankung mit dem entsprechenden S4-Organismus (Übertragungsweg, Inkubationszeiträume, klinische Zeichen einer Infektion, etc.) gegeben.
- Jegliche Verletzungen und bewusste Hautkontakte im Zusammenhang mit erregerhaltigen Materialien werden gesondert festgehalten, ggf. ist eine ärztliche Inspektion erforderlich.
- Sofern vom Gesundheitsamt bzw. vom Betriebsärztlichen Dienst angeordnet, wird die ärztliche Untersuchung der exponierten Personen (mit)organisiert.
- Erläuterung aller weiteren Maßnahmen wie z. B. die Erreichbarkeit innerhalb eines durch das Gesundheitsamt definierten Zeitraums nach Exposition. Über die Isolierung von exponierten Personen entscheidet das Gesundheitsamt. Beim Auftreten von entsprechenden klinischen Symptomen soll umgehend ärztliche Hilfe in Anspruch genommen und das Gesundheitsamt verständigt werden. Über den Umgang mit Kontaktpersonen entscheidet das Gesundheitsamt.

Ermittlung und Schutz der kontaminierten Areale/Gegenstände

- Ermittlung der exponierten Räume, Geräte, Gegenstände und Kleidungsstücke.
- Festlegen von erfahrenem Personal, das die im Folgenden beschriebenen Maßnahmen durchführt.
- Ablegen der eigenen Schuhe und Überbekleidung, Anlegen von zwei Lagen Plastik-Überschuhen, vorne geschlossenem Kittel, Schürze, Kopfhaube, seitlich geschlossener Schutzbrille, FFP3-SL-Maske und zwei Lagen Latex-OP-Handschuhen.
- Exponierte mobile Gegenstände und Kleidungsstücke außerhalb der exponierten Areale sortiert in Plastiksäcken sammeln, diese verschließen und in den exponierten Räumen lagern.

- Elektrische Geräte in den exponierten Räumen soweit wie möglich ausschalten (Brutschränke ja, Kühlschränke nein), sämtliche Gashähne schließen, brennbare oder sonstige gefährliche Chemikalien sichern.
- Schutzkleidung vor einem der exponierten Räume ablegen, in Plastiksäcken sammeln, diese verschließen und ebenfalls in den exponierten Raum stellen.
- Exponierte Räume inklusive der dort stehenden Geräte, Reagenzien und diagnostischen Materialien verschließen, kennzeichnen und Auflagen des Gesundheitsamtes abwarten.

Chemoprophylaxe
- Für S4-Organismen ist keine sichere Chemoprophylaxe möglich.

Versand und Transport von erregerhaltigen Materialien
- Nur nach Vorgaben der zuvor kontaktierten S4-Labore. Im Zweifel werden alle Materialien sachgerecht vernichtet.

Entsorgung kontaminierter Materialien
- Geschieht nach Maßgabe des Gesundheitsamtes und Klärung des Gefahrenpotenzials sowie Eruierung geeigneter Schutzmaßnahmen (z.B. luftdichte Anzüge, Schutzmasken, Atemfilter) beim Verpacken für einen sicheren Transport zur sachgemäßen Entsorgung. Da die Abluft der Vernichtungsautoklaven innerhalb der Abteilung nicht ausreichend gefiltert/thermisch inaktiviert werden kann, muss die Entsorgung auch von thermisch sterilisierbaren Gütern außerhalb der Abteilung durchgeführt werden.

Desinfektionsmaßnahmen
- Für die Händedesinfektion wird ein alkoholisches Händedesinfektionsmittel mit dem Wirkbereich B verwendet. Die Einwirkzeit ist ggf. auf 2 min auszudehnen.
- Die Flächen- und Instrumentendesinfektion wird nach den Vorgaben des Gesundheitsamtes durchgeführt. Soweit mit der Funktion, dem Material und der Geometrie der Gegenstände vereinbar, ist eine thermische oder chemothermische Desinfektion der chemischen Desinfektion vorzuziehen. Für die Berechnung der Einwirkzeit gilt das A0-Konzept, wobei zur Erzielung größtmöglicher Sicherheit ein A0-Wert von mindestens 3000 einzusetzen ist.
- Für die Desinfektion von Geräten sind Herstellerinformationen heranzuziehen.

2.1.4.4 Szenario 4

Ergibt sich **erst während der Verarbeitung die Präsenz von Mikroorganismen der Risikogruppe S3** oder S3 in den Patientenmaterialien**, wird folgendes Vorgehen zusätzlich zu den Bestimmungen der Betriebsanweisung für ein S2-Labor vorgeschrieben.

Der **Umgang mit Materialien mit S3**-Organismen** ist den SAAs für *Salmonella typhi* (XX XX XX), *Shigella dysenteriae* (XX XX XX) und EHEC (XX XX XX) beschrieben. Beim sich verdichtenden oder bestätigenden Verdacht auf Vorliegen anderer auf/in den Kulturmedien der Abteilung vermehrungsfähiger Bakterien oder Pilze der Risikogruppe S3** wird analog vorgegangen. Ggf. erfolgt der Versand dieser Mikroorganismen zur endgültigen Differenzierung oder Bestätigung unserer Differenzierung an ein Referenzlabor. Dazu sind die üblichen Versandvorschriften für Kategorie A bzw. Kategorie B Organismen nach ADR2007 (XX XX XX) zu beachten.

Der **Umgang mit *Mycobacterium tuberculosis*** und anderen Mykobakterien-haltigen Materialien ist in der SAA (XX XX XX) beschrieben. Wegen der Unfähigkeit der Bakterien des *Mycobacterium tuberculosis*-Komplexes zur Vermehrung auf den Standardnährmedien der Bakteriologie- und Mykologiemodule erfolgen in den Bereichen außerhalb des S3-Moduls keine weiteren Konsequenzen.

Der **Umgang mit *Bacillus anthracis***-haltigen Materialien ist in den SAAs bzw. Maßnahmeplänen (XX XX XX) geregelt. Wegen der Fähigkeit des Erregers, sich auf vielen Standardnährmedien des Bakteriologie- und teils auch Mykologiemoduls vermehren zu können, der Fähigkeit zur Bildung überaus Umgebungsstress-resistenter Sporen, der aerogenen Übertragung und des bedrohlichen Krankheitsverlaufs, werden die unten stehenden Maßnahmen für andere vermehrungsfähige und besonders gefährliche S3-Mikroorganismen befolgt.

Der Umgang mit **Materialien, in denen sich S3-Organismen** befinden, die **in jeglichen Nährmedien der Abteilung nicht vermehrungsfähig** sind (alle Viren und Parasiten sowie Coxiellen und Rickettsien) entspricht selbst bei einer Möglichkeit der aerogenen Übertragung dieser Organismen dem Umgang mit Materialien, die (potenziell vermehrungsfähige) S2-Mikroorganismen enthalten. Konkrete Vorsichtsmaßnahmen insbesondere zur Vermeidung von Aerosolbildungen sind in der SAA XX XX XX beschrieben.

Der **Umgang mit Patientenmaterialien** mit dem sich erst im Rahmen der Diagnostik erhärtenden Verdacht auf **Anwesenheit von auf/in den Nährmedien der Abteilung vermehrungsfähigen S3-Organismen aus den Gruppen mit besonderen Gefährdungspotenzial** (s. 3.) erfordert folgende besondere Konsequenzen in den Abteilungsbereichen außerhalb des S3-Moduls:

Information

- Der zuständige Laborarzt informiert umgehend die Oberärztin sowie den Abteilungsleiter.
- Bei Nachweis von *B. anthracis* (-Sporen) wird daraufhin vom Abteilungsleiter oder Oberärztin der Ärztliche Direktor der Universitätsklinik informiert. Jegliche weitere Information an Dritte (Angehörige, Presse) wird grundsätzlich vorab mit dem Klinikumsvorstand koordiniert.

Verständigung des zuständigen Gesundheitsamtes

- Der Abteilungsleiter bzw. die Oberärztin informiert umgehend das zuständige Gesundheitsamt.

Erfassung der in der Abteilung exponierten Personen

- Ermittlung des maximalen Expositionszeitraums und darauf basierend, der potenziell exponierten Personen.

- Als potenziell exponiert zählen Personen, die direkten Kontakt zum verdächtigen bzw. erregerhaltigen Patientenmaterial hatten. Ebenso zählen Personen dazu, die sich nach dem Öffnen der Nährmedienplatten im selben Raum aufgehalten haben. Falls bei der Bearbeitung von *B. anthracis*-sporenhaltigem Material der konkrete Verdacht besteht, dass die Raumluft kontaminiert ist, schließt dies alle Personen ein, die sich in Räumen mit Luftkontakt (selber Abschnitt einer Raumluft-technischen Anlage, Tür-Lüftung) aufgehalten haben.
- Dokumentation aller relevanten Daten der exponierten Personen, die notwendig sind, um diese jederzeit kurzfristig zu erreichen.
- In Abhängigkeit vom nachgewiesenen Mikroorganismus und der Begleitumstände nach Entscheidung durch den Abteilungsleiter Verständigung aller exponierten (auch der abwesenden) Personen, sich zu einem vorgegebenen Termin in der Abteilung zur Aufklärung (s.u.) einzufinden.

Aufklärung/Untersuchung/Isolierung der exponierten Personen

- Nach Rücksprache mit dem zuständigen Gesundheitsamt, dem Betriebsärztlichen Dienst und ggf. der Abt. für Tropenmedizin und Infektionskrankheiten wird den Betroffenen der Begriff „exponiert" erklärt sowie weiterführende Informationen über die
- Erkrankung mit dem entsprechenden S3-Organismus (Übertragungsweg, Inkubationszeiträume, klinische Zeichen einer Infektion etc.) gegeben.
- Jegliche Verletzungen und bewusste Hautkontakte im Zusammenhang mit erregerhaltigen Materialien werden gesondert festgehalten, ggf. ist eine ärztliche Inspektion erforderlich.
- Sofern vom Gesundheitsamt bzw. vom Betriebsärztlichen Dienst angeordnet, wird die ärztliche Untersuchung der exponierten Personen (mit)organisiert.
- Erläuterung aller weiteren Maßnahmen wie z.B. die Notwendigkeit einer Chemoprophylaxe und die Erreichbarkeit innerhalb eines durch das Gesundheitsamt definierten Zeitraums nach Exposition.
- Über die Isolierung von *B. anthracis*-exponierten Personen entscheidet das Gesundheitsamt. Beim Auftreten von entsprechenden klinischen Symptomen soll umgehend ärztliche Hilfe in Anspruch genommen und das Gesundheitsamt verständigt werden. Über den Umgang mit Kontaktpersonen entscheidet das Gesundheitsamt.
- Nach dem Kontakt mit allen anderen Bakterien und Pilzen der Risikogruppe S3 ist keine Isolierung der Betroffenen notwendig, solange diese nicht erkranken.

Ermittlung und Schutz der kontaminierten Areale/Gegenstände

- Im Fall der Verarbeitung von *B. anthracis*-sporenhaltigem Material, Ermittlung der exponierten Räume, Geräte, Gegenstände und Kleidungsstücke.
- Exponierte mobile Gegenstände und Kleidungsstücke außerhalb der exponierten Areale sortiert in Plastiksäcken sammeln, diese verschließen und nach Möglichkeit einer thermischen Desinfektion/Sterilisation zuführen.
- Im Fall der Verarbeitung von Materialien, die eine andere Bakterien- oder Pilzspezies der Risikogruppe S3 enthalten, sind hier keine besonderen Maßnahmen notwendig.

- Besonderen Auflagen des Gesundheitsamts ist dessen ungeachtet Folge zu leisten.

Chemoprophylaxe

- Eine Chemoprophylaxe wird bei einigen S3-Organismen *(Bacillus anthracis, Francisella tularensis)* empfohlen, bei anderen (*Brucella* spp, *Coxiella burnetii*) dagegen nicht.
- Im Zweifelsfall Kontaktaufnahme mit dem zuständigen Gesundheitsamt oder dem Robert-Koch-Institut zur Erfragung der aktuellen Empfehlungen.

Versand und Transport von Stämmen an die entsprechenden Referenzlaboratorien

- Eine Bearbeitung der Materialien erfolgt für die einzelnen Erreger jeweils bis zu dem in Anlage X beschriebenen Status/Informationsstand. Die endgültige Differenzierung, ggf. auch die Bestätigung der hier erzielten Ergebnisse, erfolgt in den einschlägigen Referenzlaboratorien (s. Anlage X). Für den Versand der Stämme sind die Vorgaben für einen sachgemäßen Materialversand (SAA XX XX XX) zu beachten!

Entsorgung

- Sämtliches, noch vorhandenes Untersuchungsmaterial und alle beimpften Nährmedien in den Laboren der Sicherheitsstufe S2 werden in einem Entsorgungsbeutel eingeschweißt und in einem unverschlossenen Infektionsmüllbehälter im S3-Modul verwahrt.
- Die Entsorgung erfolgt nach Freigabe durch den Abteilungsleiter bzw. das Gesundheitsamt als Müll des Abfallschlüssels AS 18 01 03 („C-Müll").

Desinfektionsmaßnahmen

- Händehygiene: Bei Kontakt mit *B. anthracis*-sporenhaltigem Material sind zur Händedekontamination geeignet: Vorreinigung der Hände mit einem Händedesinfektionsmittel getränktem Papiertuch (Abwurf in den S3-Müll), anschließende Desinfektion mit **0,5% Wofasteril** (0,2%iger Peressigsäure, Einwirkzeit 2 × 1 min), die täglich frisch aus 40%iger Stammlösung (12,5 ml Stammlösung + 987,5 ml Wasser) hergestellt und im Kühlschrank im Tb-Labor bei 2–8 °C aufbewahrt wird. Anschließend die Hände gründlich waschen. Bei Kontakt mit Materialien, die eine andere Bakterien- oder Pilzspezies der Risikogruppe S3 enthalten, reicht die Händedesinfektion mit einem alkoholischen Händedesinfektionsmittel mit dem Wirkbereich A.
- Die asservierten, potenziell mit *B. anthracis*-Sporen kontaminierten Gerätschaften und Bekleidungsstücke werden nach Möglichkeit der thermischen Desinfektion bzw. Sterilisation zugeführt.
- Zur Desinfektion von Oberflächen, die Kontakt mit *B. anthracis*-sporenhaltigem Material hatten, wird 1%ige Peressigsäure (Einwirkzeit: 30 min) empfohlen. Im S3-Modul wird täglich **2,5% Wofasteril** (1% Peressigsäure) frisch aus 40%iger Stammlösung (62,5 ml Stammlösung + 937,5 ml Wasser) hergestellt und im Kühlschrank bei 2–8 °C aufbewahrt.
- Im Fall des Kontaktes von Flächen mit Materialien, die eine andere Bakterien- oder Pilzspezies der Risikogruppe S3 enthalten, ist eine chemische Wischdesinfektion

mit einem Desinfektionsmittel mit dem Wirkbereich A hinreichend. Im Fall kontaminierter Instrumente wird, je nach Thermoresistenz, eine Dampfsterilisation oder eine chemische Desinfektion mit einem Aldehyd-haltigen Instrumentendesinfektionsmittel mit dem Wirkbereich A durchgeführt.
- Für die Desinfektion von Geräten sind Herstellerinformationen heranzuziehen.

2.1.5 Hinweise und Anmerkungen

2.1.5.1 Konsiliarlaboratorien und Ansprechpartner

(s. Anlage X)

2.1.5.2 Literatur

- Empfehlungen des Robert-Koch-Institutes zur Vorgehensweise bei Verdacht auf Kontamination mit gefährlichen Erregern
- Klee SR, Jacob D, Appel B: Bioterroristisch relevante bakterielle Erreger. Epidemiologie, Klinik, Diagnostik. Bundesgesundheitsblatt – Gesundheitsforschung – Gesundheitsschutz Springer Verlag (2003) 46: 935–948
- Verordnung über Sicherheit und Gesundheitsschutz bei Tätigkeiten mit biologischen Arbeitsstoffen (Biostoffverordnung BioStoffV)
- TRBA 100, 105, 250, 460, 462, 464, 466, 500, 601, 604
- Desinfektionsmittelliste der DGHM

2.1.5.3 Mitgeltende Unterlagen

- Hygieneplan siehe QMH Kap. X
- SAA XX XX XX usw.

2.1.6 Anlagen

- Anlage 1: Übersicht aller hochrisikobehafteten bzw. -infektiösen Organismen
- Anlage 2: Charakteristika von Bakterien und Pilzen der Risikogruppe S3 mit besonderem Gefährdungspotenzial
- Anlage 3: Adressen und Ansprechpartner wichtiger Konsiliarlaboratorien
- Anlage 4: Überprüfung der VA im 3-Jahres-Intervall auf Gültigkeit

2.2 Maßnahmeplan: Milzbrand(Anthrax)-Verdacht

2.2.1 Ziel und Zweck

Vorschrift zur Ergreifung von Maßnahmen bei Verdacht auf Milzbrand, Umgang mit verdächtigem Material und Bearbeitung von Materialien.

2.2.2 Umgang mit verdächtigen Gegenständen

Solange **nur der Verdacht** einer Exposition mit gefährlichen Erregern besteht, d.h. weder eine konkrete Infektion bei einem Patienten noch die einschlägigen Erreger in der Umgebung nachgewiesen wurden, ist folgendes Vorgehen einzuleiten:

- Verdächtige Gegenstände dürfen nicht berührt, vor allem aber Behältnisse (z.B. Briefe) nicht geöffnet werden.
- Eine nicht beteiligte Person im Raum schließt sofort geöffnete Fenster des Raumes.
- Alle Personen im Raum sollen einen Abstand von 5 Metern wahren, den Raum so schnell wie möglich verlassen und eine/n Laborärztin/-arzt, die Oberärztin und den Abteilungsleiter informieren. Die dienstälteste MTLA im Raum erfasst sofort nach Verlassen des Raumes die Namen der betroffenen Personen und teilt sie der Oberärztin bzw. dem Abteilungsleiter mit. Die betroffenen Personen werden vom zuständigen Arzt, Oberärztin bzw. Abteilungsleiter angewiesen, sich bis zur Entscheidung über weitere medizinische Maßnahmen im Labor für Krankenhaushygiene aufzuhalten.
- Die möglicherweise an den Händen kontaminierte Person führt sofort eine gründliche Händewaschung mit anschließender Händedesinfektion (0,5% Wofasteril s.u.) durch, anschließend ist das Waschbecken mit 2,5% Wofasteril zu desinfizieren (s.u.).
- Der Raum (Fundort) ist bis zum Abschluss notwendiger Maßnahmen abzusperren, Flure sind durch Türen zu verriegeln.
- **Die Feuerwehr und die Polizei sind umgehend zu informieren:**
  Ansprechpartner: Feuerwehr: 112
  Polizei: 110
  Die Einsatzkräfte prüfen vor Ort den Sachverhalt und treffen die weiteren Entscheidungen.
- Wird Ernsthaftigkeit bejaht, erfolgt durch die Feuerwehr eine Sicherstellung des Materials und die unverzügliche Benachrichtigung der städtischen Ordnungsbehörde grundsätzlich über die Rettungsleitstelle. Sie veranlasst in eigener Zuständigkeit die sofortige Information und den Einsatz der städtischen Ordnungsbehörde und des Gesundheitsamtes. Das GA informiert das Landesamt für Gesundheit und Soziales, von hier erfolgt die Information an das Sozialministerium und das zur Untersuchung beauftragte Labor.

2.2.3 Sicherstellung des Materials

Das von der Feuerwehr sichergestellte Material wird zum L3-Labor (Raum XX) gebracht und vom zuständigen Laborarzt/-ärztin entgegengenommen und bearbeitet (s.: Maßnahmeplan: Milzbrand-Kurzfassung, Anlage 2, SAA XX XX XX).

2.2.4 Sicherung des Fundortes

Nach abgeschlossener Asservierung des verdächtigen Materials sollte, unter Berücksichtigung der Praktikabilität und betriebstechnischer Bedingungen entschieden werden, welche der beiden folgenden Optionen am sinnvollsten sind:

- Absperrung des Raumes oder des Gebietes bis die labordiagnostischen Untersuchungen ergeben haben, dass der Verdacht auf eine Kontamination mit Milzbrandsporen ausgeschlossen werden konnte
  oder
- Flächendesinfektion durch S3-MTLA mit Schutzkleidung (grüner S3-Kittel, OP-Kittel, FFP3SL-Maske, Schuhe, Haube und 2fache Handschuhe). Hierfür wird 1%ige Peressigsäure (z.B. Wofasteril 2,5%, Einwirkzeit: 30 min) verwendet.

2.2.5 Potenziell exponierte Personen

Als **„potenziell exponiert“** bei einem labordiagnostisch unbestätigten Vorfall zählen:

- Personen, die direkten Kontakt zum verdächtigen Gegenstand hatten.
- Personen, die sich nach dem Öffnen des Gegenstandes im selben Raum aufgehalten haben.
- Falls der konkrete Verdacht besteht, dass die Raumluft kontaminiert ist, schließt dies alle Personen ein, die sich in Räumen aufgehalten haben, die vom gleichen Raumbelüftungssystem versorgt werden.

Potenziell exponierte Personen sollten i.d.R. **nicht** mit Antibiotika behandelt werden.

2.2.6 Prophylaktische Dekontamination

- Personen, die den Gegenstand geöffnet oder den geöffneten Gegenstand ohne die o.g. Schutzmaßnahmen berührt haben, sollten sich sofort mit Seife die Hände waschen. Anschließend Händedesinfektion mit 0,2%iger Peressigsäure (z.B. Wofasteril 0,5%, Einwirkzeit: 2 × 1 min, anschließend Flächendesinfektion des Waschbeckens mit 2,5% Wofasteril über 30 min).
- **Oberbekleidung von Personen, die mit dem Inhalt in Kontakt gekommen sein könnten, sollte ausgezogen und in einen Plastikbeutel eingeschweißt werden.** Dieser sollte zusätzlich in einen zweiten Plastikbeutel verpackt werden, der genau

beschriftet wird mit: Träger der Kleidung (Adresse und Telefonnummer), Auflistung des Inhalts, Datum und Ort der Verpackung. Diese Kleidung sollte an einem sicheren Ort (L3-Labor) verwahrt werden, bis labordiagnostisch der Verdacht auf Kontamination ausgeschlossen werden konnte.
- Da es bei der Entkleidung zu einer Kontamination gekommen sein könnte wird empfohlen, dass Personen, die den Gegenstand geöffnet oder den geöffneten Gegenstand ohne Schutzmaßnahmen berührt haben, zum nächstmöglichen Zeitpunkt duschen.

2.2.7 Bearbeitung von Materialien mit Verdacht auf Kontamination mit Milzbrandsporen

(s. SAA XX XX XX)

2.2.8 Bearbeitung von Bakterienkulturen mit aeroben Sporenbildnern, bei denen differenzialdiagnostisch *B. anthracis* nicht auszuschließen ist

(s. SAA XX XX XX)

2.2.9 Sicherheitsmaßnahmen

- Sofern nicht von Anfang an geschehen, Material und inkubierte Medien nach Aufkommen eines begründeten Verdachts im Verschlussbeutel und autoklavierbarem Behälter (Sterilisierungs-Container C.B.M. im Lagerraum XX) ins S3-Labor bringen.
- Alle Materialien in Sicherheitswerkbank des S3- Labors (Tb-Labor, Kellergeschoss) bearbeiten (auch ablesen!!).
- **Anlegen von Schutzkleidung, Atemschutzmaske (FFP3SL) und doppelten Handschuhen. Im Vordergrund steht der Schutz vor Kontamination!**
- **Während der Verarbeitung verbleiben nur Hilfsmittel in der Werkbank, die zur Verarbeitung des Materials notwendig sind.**
- **Nach der Verarbeitung gründliche Flächendesinfektion der Werkbank mit 1% Peressigsäure (2,5% Wofasteril), Einwirkzeit: 30 min.**
- **Nach der Bearbeitung eine Händedekontamination durchführen: Gründliches Händewaschen, anschließend Desinfektion mit 0,2% Peressigsäure (0,5% Wofasteril), Einwirkzeit 2 × 1 min, anschließend noch eine Flächendesinfektion des Waschbeckens durchführen.** Durch eine gründliche Waschung kann eine Reduzierung, bei geringen Kontaminationszahlen auch eine Entfernung der Sporen erreicht werden, die nachfolgende Desinfektion soll eine vollständige Dekontamination sicherstellen.
- Brutschrank (innen) täglich desinfizieren und Transportgefäße autoklavieren.

2.2.10 Erfassung potenziell exponierter Personen

Von potenziell exponierten Personen ist eine Liste zu erstellen mit Name, Vorname, Adresse und Telefonnummer(n) und im Sekretariat zu hinterlegen. Verantwortlich ist der Laborarzt des jeweiligen Laborbereichs.

2.2.11 Weiteres Vorgehen

Hat sich der Milzbrandverdacht nicht bestätigt,

- sind die potenziell exponierten Personen darüber zu informieren,
- sichergestellte persönliche Kleidungsstücke und Gegenstände können den Besitzern i.d.R. wieder ausgehändigt werden,
- normale Kleidung kann wie gewöhnlich gewaschen und gereinigt werden, Schutzkleidung und Geräte sind wie üblich aufzubereiten oder zu reinigen.

Hat sich der Milzbrandverdacht bestätigt,

- sind die potenziell exponierten Personen über ihre Gefährdung aufzuklären, ein Ausschluss über Kontamination und Infektion mit ärztlicher Inspektion zu führen und bei eindeutigem Hinweis auf eine Exposition eine Chemoprophylaxe über 8 Wochen mit Symptom-Monitoring einzuleiten,
- sind die asservierten, potenziell kontaminierten Gerätschaften und Schutzkittel/-anzüge zu desinfizieren (Sattdampf, Gase) oder zu autoklavieren/verbrennen.

2.2.12 Hinweise und Anmerkungen

Literatur

- Empfehlungen des RKI: Vorgehensweise bei Verdacht auf Kontamination mit gefährlichen Erregern (z.B. Verdacht auf bioterroristischen Anschlag)
- Erlass zum Vorgehen beim Auffinden von unbekannten Substanzen. Innenministerium Mecklenburg/Vorpommern

3 Abkürzungsverzeichnis

ABAS	Ausschuss für Biologische Arbeitsstoffe beim Bundesministerium für Arbeit
AI	Aviäre Influenza
AIV	Aviäres Influenzavirus
ALAT	Alanin-Aminotransferase (früher: GPT)
ARDS	Acute respiratory distress syndrome
ASAT	Aspartat-Aminotransferase (früher: GOT)
ATCC	American Type Culture Collection
B-	biologische (z.B. B-Waffen)
BAL	Bronchio-alveoläre Lavage
BKV	Berufskrankheitenverordnung
BHI	brain heart infusion
BT-	bioterror- (z.B. BT-Agenzien)
CCHF	Krim-Kongo hämorrhagisches Fieber
CDC	Centers for Disease Control and Prevention
CIN	
Agar	Cesfsoludin-Irgasan-Novobiocin-Agar (Schiemann-Agar)
COPD	chronic obstructive pulmonary disease
CPE	Zytopathischer Effekt
DD	Differenzialdiagnose
DEET	Diethyltoluamid
DVV	Deutsche Vereinigung zur Bekämpfung der Viruskrankheiten e.V.
EEEV	eastern equine encephalitis virus
EIA	enzyme immunoassay
Exkl.	Exkludiert
ELISA	enzyme-linked immunoassay
EM	Elektronenmikroskopie
EMEA	European Medicines Agency (Europäische Arzneimittelagentur)
FFP	Fittering Face Piece (Partikelfilternde Halbmaske)
FITC	Fluorescein-5-isothiocyanat
FRET	fluorescence resonance energy transfer
g	Erdbeschleunigungs-Konstante
GAL	Galaktose
gEq	Genomäquivalent

GG	Grundgesetz der Bundesrepublik Deutschland
GVO	Genetisch veränderter Organismus
h	Stunde
HA	Hämagglutinin
HAH	Hämagglutinations-Hemmtest
HAT	Hämagglutinationstest
HEPES	4-(2-hydroxyethyl)-1-piperazine ethanesulfonic acid
HF	Hämorrhagisches Fieber
HPAI	Hochpathogene aviäre Influenza
i.A.	im Allgemeinen
i.d.F.	in der Fassung
IfSG	Infektionsschutzgesetz
ICTV	International Committee on Taxonomy of Viruses
IHA	Indirekter Hämagglutinationstest
i.v.m.	in Verbindung mit
J.	Jahre
KBE	Koloniebildende Einheiten
KBR	Komplementbindungsreaktion
kg	Kilogramm
KG	Körpergewicht
KID	Kulturinfektionsdosis
KID_{50}	Reziproker Wert der KID (in KID_{50}/ml)
l	Liter
LAGA	Länderarbeitsgemeinschaft Abfall
LCV	large cell variant (Coxiellen)
LPS	Lipopolysaccharid
mg	Milligramm
MHK	Minimale Hemmkonzentration
MIF	Mikroimmunfluoreszenz
min	Minute
Mio.	Million
MiQ	Mikrobiologisch-infektiologische Qualitätsstandards
MLST	Multi locus sequence typing
MLVA	Multi locus VNTR analysis
Mol.-%	Molprozent
NA	Neuraminidase
NAT	Nukleinsäure-Amplifikationsteste
NB	notabene!
NPAI	Niedrig pathogene aviäre Influenza
NRL	Nationales Referenzlabor
NRZ	Nationales Referenzzentrum
ÖGD	Öffentlicher Gesundheitsdienst
o.n.A.	ohne nähere Angaben
PEEP	positive endexpiratory pressure
p.o.	per os

PCR	polymerase chain reaction
PFU	plaque-forming units
POC	point of care
ppm	parts per million
PRNT	Plaque-Reduktions-Neutralisationstest
RFLP	Restriktionslängen-Polymorphismus
RKI	Robert-Koch-Institut
RT-PCR	Reverse-Transkriptase-PCR
RVF	rift valley fever
Sek.	Sekunde
SA	Sialinsäure (sialic acid)
SAA	Standardarbeitsanweisung
SCV	small cell variant (Coxiellen)
Sek.	Sekunde
SGB V	Sozialgesetzbuch, Teil V (fünf)
SMX	Sulfamethoxazol
SNP	single nucleotide polymorphism
s.u.	siehe unten
syn.	synonym
tgl.	täglich
TierSG	Tierseuchengesetz
TMP	Trimetoprim
TRBA	Technische Regeln für Biologische Arbeitsstoffe
VEE	venezuelan equine encephalitis
VEEV	venezuelan equine encephalitis virus
VHF	Virales hämorrhagisches Fieber
VNTR	variable number of tandem repeats
VO	Verordnung
WEEV	western equine ecephalitis virus
WHO	Weltgesundheitsorganisation
ZKBS	Zentrale Kommission für die Biologische Sicherheit
ZNS	Zentralnervensystem

4 Autorenverzeichnis

Dr. med. Sascha Al Dahouk, M. Sc. Universitätsklinikum der RWTH Aachen Medizinischklinik III Pauwelsstr. 30 52074 Aachen	**Dr. med. Ralf M. Hagen** Bernhard-Nocht-Institut für Tropenmedizin Bernhard-Nocht-Str. 74 20359 Hamburg
Dr. med. Carsten Bartling Medizinisches Versorgungszentrum für Labordiagnostik Köln, GbR Am Stadtwaldgürtel 35 50935 Köln	**Dr. med. Klaus Henning** Institut für Epidemiologie Friedrich-Loeffler-Institut Seestr. 55 16868 Wusterhausen
Priv.-Doz. Dr. med. vet. habil. Wolfgang Beyer Institut für Umwelt- und Tierhygiene Universität Hochenheim Garbenstr. 30 70599 Stuttgart	**Prof. Dr. med. Dr. rer. nat. Alexander S. Kekulé** Institut für Medizinische Mikrobiologie Martin-Luther-Universität Halle-Wittenberg Magdeburger Str. 6 060112 Halle (Saale)
Dr. Gerhard Dobler Institut für Mikrobiologie der Bundeswehr Neuherbergstr. 11 80937 München	**Prof. Dr. Dr. Peter Kimmig** Landesgesundheitsamt Baden-Württemberg Referat 93, Sachgebiet 5: Infektiologie Nordbahnhofstr. 135 70191 Stuttgart
Prof. Dr. med. Bernhard Fleischer Bernhard-Nocht-Institut für Tropenmedizin Bernhard-Nocht-Str. 74 20359 Hamburg	**Prof. Dr. Hermann Meyer** Institut für Mikrobiologie der Bundeswehr Neuherbergstr. 11 80937 München
Dr. med. Dimitrios Frangoulidis Institut für Mikrobiologie der Bundeswehr Neuherbergstr. 11 80937 München	**PD Dr. med. vet. Heinrich Neubauer** Institut für bakterielle Infektionen und Zoonosen Friedrich-Loeffler-Institut Naumburger Str. 96a 07743 Jena

PD Dr. med. Albrecht Oehme Institut für Medizinische Mikrobiologie Martin-Luther-Universität Halle-Wittenberg Magdeburger Str. 6 06112 Halle (Saale)	**Dr. Wolf D. Splettstoesser** Institut für Mikrobiologie der Bundeswehr Neuherbergstr. 11 80937 München
Dr. med. Martin Pfeffer Institut für Mikrobiologie der Bundeswehr Neuherbergstr. 11 80937 München	**Dr. med. vet. Lisa D. Sprague** Institut für bakterielle Infektionen und Zoonosen Friedrich-Loeffler-Institut Naumburger Str. 96a 07743 Jena
Prof. Dr. med. Dr. rer. nat. Andreas Podbielski Institut für Medizinische Mikrobiologie, Virologie und Hygiene Universitätsklinik Rostock A.ö.R. Schillingallee 70 18057 Rostock	**Dr. med. Herbert Tomaso** Institut für Mikrobiologie der Bundeswehr Neuherbergstr. 11 80937 München
Dr. rer. nat. Alexander Rakin Max-von-Pettenkofer-Institut für Hygiene und Medizinische Mikrobiologie LMU München Pettenkoferstr. 9a 80336 München	**Dr. med. Christiane-Wagner-Wiening** Landesgesundheitsamt Baden-Württemberg Referat 93, Sachgebiet 5: Infektiologie Nordbahnhofstr. 135 70191 Stuttgart
Dr. Konrad Sachse Institut für bakterielle Infektionen und Zoonosen Friedrich-Loeffler-Institut Naumburger Str. 96a 07743 Jena	**Dr. med. Roman Wölfel** Virologie und Rickettsiologie Institut für Mikrobiologie der Bundeswehr Neuherbergstr. 11 80937 München
Prof. Dr. Herbert Schmitz Abteilung Virologie Bernhard-Nocht-Institut für Tropenmedizin Bernhard-Nocht-Str. 74 20359 Hamburg	**Dr. med. vet. Pia Zimmermann** Institut für Mikrobiologie der Bundeswehr Neuherbergstr. 11 80937 München

5 Literatur

1. Wheelis M. Biological warfare at the 1346 siege of Caffa. Emerg Infect Dis, 2002; 8(9): 971–5
2. Geissler E and van Courtland Moon JE eds. Biological and Toxin Weapons: Research, Development and Use from the Middle Ages to 1945. Sipri Chemical & Biological Warfare Studies, No. 18. Vol. 18. Oxford University Press: Oxford 1999
3. Miller J, Broad W and Engelberg S. Germs: Biological Weapons and America's Secret War, Simon & Schuster, 2002
4. Török T et al. A large community ourbreak of salmonellosis caused by intentional contamination of restaurant salad bars. JAMA, 1997; 278(5): 389–95
5. Steele IK. Warpaths: Invasions of North America, New York, Oxford University Press; 1994
6. Calloway C. The Scratch of a Pen: 1763 and the Transformation of North America, Oxford University Press; 2006
7. Jones KE et al. Global trends in emerging infectious diseases. Nature, 2008; 451(7181): 990–93
8. Rotz LD et al. Public health assessment of potential biological terrorism agents. Emerg Infect Dis, 2002; 8(2): 225–30
9. Gensheimer KF et al. Influenza pandemic preparedness. Emerg Infect Dis, 2003; 9(12): 1645–48
10. Madjid M et al. Influenza as a bioweapon. J R Soc Med, 2003; 96(7): 345–46
11. Harrisons. Innere Medizin, 10 ed. Dt. Auflage: 16. Aufl. Charité
12. Dworetzky M. Smallpox, October 1945. N Engl J Med, 2002; 346(17): 1329
13. CDC. Biosafety in Microbiological and Biomedical Laboratories. 4th ed., Washington, DC: U.S. Health and Human Services, U.S. Government Printing Office, 1999
14. Casadevall A. The weapon potential of a microbe. The National Institutes of Health, Bethesda, 2005
15. Possession, Use, and Transfer of Select Agents and Toxins. Vol. 42 CFR Parts 72 and 73, Department of Health and Human Services, Office of Inspector General, 2005
16. Peltola V et al. Accuracy of clinical diagnosis of influenza in outpatient children. Clin Infect Dis, 2005; 41(8): 1198–200
17. Mitscherlich E. Microbial survival in the environment. Berlin, Springer Verlag, 1984
18. Böhm R. Anthrax, in Handbuch der bakteriellen Infektionen bei Tieren, Blobel H, Schließer T ed., 1995
19. Beyer W. Vaccination strategies for anthrax prevention. Berl Münch Tierärztl Wochenschr, 2004; 117(11–12): 508–24
20. Beyer W, Bartling C and Neubauer H. Zum Stand der Nachweisverfahren für *Bacillus anthracis* in klinischen und Umweltproben. Tierärztl. Umschau, 2003; 58: 653–62
21. Gelderblom HR. Negative staining in diagnostic virology. Micron Microsc Acta, 1991; 22: 435–48

22. M'Fadyean J. A further note with regard to the staining reaction of anthrax blood with methylene blue. J Comp Pathol, 1903; 16: 360–61
23. Ellerbrok H et al. Rapid and sensitive identification of pathogenic and apathogenic *Bacillus anthracis* by real-time PCR. FEMS Microbiol Lett, 2002; 214(1): 51–9
24. Lista F et al. Genotyping of Bacillus anthracis strains based on automated capillary 25-loci multiple locus variable-number tandem repeats analysis. BMC Microbiol, 2006; 6: 33
25. Ert V. Global Genetic Population Structure of *Bacillus anthracis*. PLoS one, 2007; 5: 1–10
26. Moreno E et al. *Brucella abortus* 16S rRNA and lipid A reveal a phylogenetic relationship with members of the alpha-2 subdivision of the class Proteobacteria. J Bacteriol, 1990; 172(7): 3569–76
26a Foster G, Osterman BS, Godfroid J, Jacques I, Cloeckaert A. *Brucella ceti* sp. nov. and *Brucella pinipedialis sp.* nov. for Brucella strains with cetaceans and seals as their preferred hosts. Int J Syst Evol Microbiol; 2007; 57: 2688–93
26b Scholz HC, Hubalek Z, Sedlacek I, Vergnaud G, Tomaso H, Al Dahouk S, Melzer F, Kämpfer P, Neubauer H, Cloeckaert A, Maquart M, Zygmunt MS, Whatmore A, Falsen E, Bahn P, Göllner C, Pfeffer M, Huber B, Busse HJ, Nöckler K. *Brucella microti* sp. nov., isolated from the common vole *Microtus arvalis*. Int J Syst and Evol Microbiol 2008, in press
27. Verger JM et al. Brucella, a monospecific genus as shown by deoxyribonucleic acid hybridization. Int J Syst Bacteriol, 1985; 35: 292–95
28. Cloeckaert A et al. Classification of Brucella spp. isolated from marine mammals by DNA polymorphism at the omp2 locus. Microbes Infect, 2001; 3(9): 729–38
29. Jahans KL, Foster G and Broughton ES. The characterisation of Brucella strains isolated from marine mammals. Vet Microbiol, 1997; 57(4): 373–82
30. Godfroid J et al. From the discovery of the Malta fever's agent to the discovery of a marine mammal reservoir, brucellosis has continuously been a re-emerging zoonosis. Vet Res, 2005; 36(3): 313–26
31. Corbel MJ. Brucellosis: an overview. Emerg Infect Dis, 1997; 3(2): 213–21
32. Pappas G et al. The new global map of human brucellosis. Lancet Infect Dis, 2006; 6(2): 91–9
33. Young EJ. An overview of human brucellosis. Clin Infect Dis, 1995; 21(2): 283–89; quiz 290
34. Godfroid J and Käsbohrer A. Brucellosis in the European Union and Norway at the turn of the twenty-first century. Vet Microbiol, 2002; 90(1–4): 135–45
35. Al Dahouk S et al. Human brucellosis in a nonendemic country: a report from Germany, 2002 and 2003. Eur J Clin Microbiol Infect Dis, 2005; 24(7): 450–56
35a Al Dahouk S, Neubauer H, Hensel A, Schöneberg I, Nöckler K, Alpers K, Merzenich H, Stark K, Jansen A. Changing epidemiology of human brucellosis, Germany, 1962–2005. Emerg Infect Dis 2007; 13: 1895–1900
36. Young EJ. Brucellosis: current epidemiology, diagnosis and management. Curr Clin Top Infect Dis, 1995; 15: 115–28
37. WHO. Joint FAO/WHO Expert Committee on Brucellosis (6th report), in WHO Technical Report Series No. 740, WHO, ed., Geneva, 1986
38. Köhler S et al. The analysis of the intramacrophagic virulome of *Brucella suis* deciphers the environment encountered by the pathogen inside the macrophage host cell. Proc Natl Acad Sci USA, 2002; 99(24): 15711–16
39. Köhler S et al. What is the nature of the replicative niche of a stealthy bug named Brucella? Trends Microbiol, 2003; 11(5): 215–19
40. Yagupsky P and Baron EJ. Laboratory exposures to brucellae and implications for bioterrorism. Emerg Infect Dis, 2005; 11(8): 1180–85
41. WHO. The development of new/improved brucellosis vaccines: report of a WHO meeting. WHO/EMC/ZDI/98.14. Geneva, Switzerland, 1998

42. Vaershilova PA. Study of live vaccines against brucellosis. Symp Ser Immunobiol. Stand, 1970; (12): 345–252
43. Live I. Immunization studies on human volunteers with ether-killer *Brucella abortus:* preliminary report. Bull World Health Organ, 1958; 19(1): 197–99
44. Alton GG et al. Techniques for the brucellosis laboratory (Institut National de la Recherche Agronomique, Paris), 1988
45. Kolman S et al. Comparison of the Bactec and lysis concentration methods for recovery of Brucella species from clinical specimens. Eur J Clin Microbiol Infect Dis, 1991; 10(8): 647–48
46. Ruiz J et al. Diagnosis of brucellosis by using blood cultures. J Clin Microbiol, 1997; 35(9): 2417–18
47. Yagupsky P. Detection of *Brucella melitensis* by BACTEC NR660 blood culture system. J Clin Microbiol, 1994; 32(8): 1899–901
48. Yagupsky P. Detection of *Brucellae* in blood cultures. J Clin Microbiol, 1999; 37(11): 3437–42
49. Barham WB et al. Misidentification of Brucella species with use of rapid bacterial identification systems. Clin Infect Dis, 1993; 17(6): 1068–69
50. Al Dahouk S et al. Laboratory-based diagnosis of brucellosis – a review of the literature. Part I: Techniques for direct detection and identification of *Brucella* spp. Clin Lab, 2003; 49(9–10): 487–505
51. Solera J, Martinez-Alfaro E and Espinosa A. Recognition and optimum treatment of brucellosis. Drugs, 1997; 53(2): 245–56
52. Hall WH. Modern chemotherapy for brucellosis in humans. Rev Infect Dis, 1990; 12(6): 1060–99
53. Bricker BJ. PCR as a diagnostic tool for brucellosis. Vet Microbiol, 2002; 90(1–4): 435–46
54. Baily GG et al. Detection of *Brucella melitensis* and *Brucella abortus* by DNA amplification. J Trop Med Hyg, 1992; 95(4): 271–75
55. Garcia-Yoldi D et al. Multiplex PCR assay for the identification and differentiation of all *Brucella species* and the vaccine strains *Brucella abortus* S19 and RB51 and Brucella melitensis Rev1. Clin Chem, 2006; 52(4): 779–81
56. Bricker BJ and Halling SM. Differentiation of *Brucella abortus* bv. 1, 2 and 4 *Brucella melitensis, Brucella ovis,* and *Brucella suis* bv. 1 by PCR. J Clin Microbiol, 1994; 32(11): 2660–66
57. Al Dahouk S et al. The detection of Brucella spp. using PCR-ELISA and real-time PCR assays. Clin Lab, 2004; 50(7–8): 387–94
58. Probert WS et al. Real-time multiplex PCR assay for detection of *Brucella* spp., *B. abortus* and *B. melitensis.* J Clin Microbiol, 2004; 42(3): 1290–93
59. Redkar R et al. Real-time detection of *Brucella abortus*, *Brucella melitensis* and *Brucella suis.* Mol Cell Probes, 2001; 15(1): 43–52
60. Al Dahouk S et al. Identification of brucella species and biotypes using polymerase chain reaction-restriction fragment length polymorphism (PCR-RFLP). Crit Rev Microbiol, 2005; 31(4): 191–96
61. Vizcaíno N et al. DNA polymorphism in the genus *Brucella.* Microbes Infect, 2000: 2: 1089–1100
62. Le Flèche P et al. Evaluation and selection of tandem repeat loci for a Brucella MLVA typing assay. BMC Microbiol, 2006; 6: 9
63. Al Dahouk S et al. Laboratory-based diagnosis of brucellosis – a review of the literature. Part II: serological tests for brucellosis. Clin Lab, 2003; 49(11–12): 577–89
64. Lucero NE and Bolpe JE. Buffered plate antigen test as a screening test for diagnosis of human brucellosis. J Clin Microbiol, 1998; 36(5): 1425–27

65. Díaz R and Moriyón I. Laboratory techniques in the diagnosis of human brucellosis. In: Young EJ., Corbel MJ. Brucellosis: clinical and laboratory aspects. CRC Press, Florida, 1989: 73–83
66. Caravano R, Chabaud F and Oberti J. Application of immunoenzymatic techniques for epidemiological surveys on brucellosis among human populations. Ann Inst Pasteur Microbiol, 1987; 138(1): 79–84
67. Wheelis M. First shots fired in biological warfare. Nature, 1998; 395(6699): 213
68. Mobley JA. Biological warfare in the twentieth century: lessons from the past, challenges for the future. Mil Med, 1995; 160(11): 547–53
69. Miller WR et al. Studies on Certain Biological Characteristics of *Malleomyces mallei* and *Malleomyces pseudomallei:* I. Morphology, Cultivation, Viability and Isolation from Contaminated Specimens. J Bacteriol, 1948; 55(1): 115–26
70. Currie BJ et al. Endemic melioidosis in tropical northern Australia: a 10-year prospective study and review of the literature. Clin Infect Dis, 2000; 31(4): 981–86
71. Bossi P et al. Bichat guidelines for the clinical management of glanders and melioidosis and bioterrorism-related glanders and melioidosis. Euro Surveill, 2004; 9(12): E17–8
72. Ashdown LR. An improved screening technique for isolation of *Pseudomonas pseudomallei* from clinical specimens. Pathology, 1979; 11(2): 293–97
73. Sprague LD and Neubauer H. Melioidosis in animals: a review on epizootiology, diagnosis and clinical presentation. J Vet Med B Infect Dis Vet Public Health, 2004; 51(7): 305–20
74. Anuntagool A, Intachote P and Naigoweit P. Rapid antigen detection assay for identification of *Burkholderia (Pseudomonas) pseudomallei* inection. J Clin Microbiol, 1996; 34(April): 975–76
75. Sprague LD et al. A possible pitfall in the identification of *Burkholderia mallei* using molecular identification systems based on the sequence of the flagellin *fliC* gene. FEMS Immunol Med Microbiol, 2002; 34(3): 231–36
76. Tomaso H et al. Development of 5' nuclease real-time PCR assays for the rapid identification of the *Burkholderia mallei/Burkholderia pseudomallei* complex. Diagn Mol Pathol, 2004; 13(4): 247–53
77. Tomaso H et al. Rapid presumptive identification of *Burkholderia pseudomallei* with real-time PCR assays using fluorescent hybridization probes. Mol Cell Probes, 2005; 19(1): 9–20
78. Neubauer H et al. Development and clinical evaluation of a PCR assay targeting the metalloprotease gene (mprA) of *B. pseudomallei.* Zoonoses Public Health, 2007; 54(1): 44–50
79. Everett KD, Bush RM and Andersen AA. Amended description of the order *Chlamydiales,* proposal of *Parachlamydiaceae* fam. nov. and *Simkaniaceae* fam. nov., each containing one monotypic genus, revised taxonomy of the family *Chlamydiaceae,* including a new genus and five new species, and standards for the identification of organisms. Int J Syst Bacteriol, 1999; 49 (2) 415–40
80. Geens T et al. Sequencing of the *Chlamydophila psittaci* ompA gene reveals a new genotype, E/B, and the need for a rapid discriminatory genotyping method. J Clin Microbiol, 2005; 43(5): 2456–61
81. Andersen AA and Tappe JP. Genetic, immunologic, and pathologic characterization of avian chlamydial strains. J Am Vet Med Assoc, 1989; 195(11): 1512–16
82. Kaleta EF and Taday EM. Avian host range of *Chlamydophila* spp. based on isolation, antigen detection and serology. Avian Pathol, 2003; 32(5): 435–61
83. Grahneis H. Medizinische Betrachtung zur Ornithosebekämpfung in der Geflügelwirtschaft, 1967
84. Manke H et al. Ornithoseausbruch in einer Geflügelschlachterei: Erkenntnisse für den Arbeitsschutz. Arbeitsmed. Sozialmed. Umweltmed., 2000; 120–24

85. Schöll W et al. Ornithoseausbruch im Zusammenhang mit Geflügelhandel – eine epidemiologische Kasuistik. Bbt/Amtstierärztl. Dienst und Lebensmittelkontr., 1999; 6(IV)
86. Odeh M and Oliven A. Chlamydial infections of the heart. Eur J Clin Microbiol Infect Dis, 1992; 11(10): 885–93
87. Winkle SH. Mikrobiologische und serologische Diagnostik. 3. ed., Stuttgart, New York: Fischer. 1979: 133–35
88. Oldach DW et al. Rapid diagnosis of *Chlamydia psittaci* pneumonia. Clin Infect Dis, 1993; 17(3): 338–43
89. Black CM. Current methods of laboratory diagnosis of *Chlamydia trachomatis* infections. Clin. Microbiol. Rev., 1997; 10: 160–84
90. Oehme A and Freidank HM. Verfahren zum Nachweis von Antikörpern gegen Chlamydien: Bewertung. Hyg. Mikrobiol., 1999; 1: 50–54
91. Ehricht R et al. Optimized DNA microarray assay allows detection and genotyping of single PCR-amplifiable target copies. Mol Cell Probes, 2006; 20(1): 60–63
92. Pantchev A et al. Detection of chlamydiae in domestic animals using species-specific real-time PCR assays. Proceedings of the 4th Annual Workshop of COST Action 855 "Animal Chlamydioses and Zoonotic Implications". September 3–5 2006: Edinburgh/UK. 73
93. Sachse K et al. DNA microarray-based detection and identification of *Chlamydia* and *Chlamydophila* spp. Mol Cell Probes, 2005; 19(1): 41–50
94. Wang SP and Grayston JT. Micro-immunofluorescence antibody responses in *Chlamydia trachomatis* infection, a review. Chlamydial Infections, ed. P.A., Amsterdam: Elsevier Biomedical Press, 1982
95. Wang SP and Grayston JT. Human serology in *Chlamydia trachomatis* infection with microimmunofluorescence. J Infect Dis, 1974; 130(4): 388–97
96. Brade L et al. Occurrence of antibodies against chlamydial lipopolysaccharide in human sera as measured by ELISA using an artificial glycoconjugate antigen. FEMS Immunol Med Microbiol, 1994; 8(1): 27–41
97. Saikku P. Diagnosis of acute and chronic *Chlamydia pneumoniae* infections. Chlamydia Infections: Proceedings of the Eight Int. Symposion on Human Chlamydial infections, ed. J. Orfilia, et al., Bologna: Società Editrice Esculapio. 1994: 163–72
98. Paretsky D. The biology of *Coxiella burnetti* and the pathobiochemistry of Q fever and its endotoxicosis. Ann N Y Acad Sci, 1990; 590: 416–21
99. NCBI. National Center for Biotechnology Informations (NCBI): Taxonomy browser. p. http:/ www.ncbinlm.nih.gov/Taxonomy/Browser/wwwtax.cgi, 2003
100. Seshadri R et al. Complete genome sequence of the Q-fever pathogen *Coxiella burnetii.* Proc Natl Acad Sci USA, 2003. 100(9): 5455–60
101. Luderitz O, Staub AM and Westphal O. Immunochemistry of O and R antigens of *Salmonella* and related *Enterobacteriaceae*. Bacteriol Rev, 1966; 30(1): 192–255
102. Stoker MG and Fiset P. Phase variation of the Nine Mile and other strains of Rickettsia burnetii. Can J Microbiol, 1956; 2(3): 310–21
103. Williams JC and Thompson HA. Q Fever: The biology of *Coxiella burnetii.* Florida: CRC Press. Kap 2, 25, Tab 2, 1991
104. Tissot-Dupont H et al. Hyperendemic focus of Q fever related to sheep and wind. Am J Epidemiol, 1999; 150(1): 67–74
105. Scott GH and Williams JC. Susceptibility of *Coxiella burnetii* to chemical disinfectants. Ann N Y Acad Sci, 1990; 590: 291–96
106. DVV. F.V.d. Leitlinie der DVV und des RKI zur Prüfung von chemischen Desinfektionsmitteln auf Wirksamkeit gegen Viren in der Humanmedizin. Hygiene & Medizin, 2005; 30(12): 342–49

107. Fournier PE, Marrie TJ and Raoult D. Diagnosis of Q fever. J Clin Microbiol, 1998; 36(7): 1823–34
108. Baca OG and Paretsky D. Q fever and *Coxiella burnetii:* a model for host-parasite interactions. Microbiol Rev, 1983; 47(2): 127–49
109. Maurin M and Raoult D. Q fever. Clin Microbiol Rev, 1999; 12(4): 518–53
110. Fishbein DB and Raoult D. A cluster of *Coxiella burnetii* infections associated with exposure to vaccinated goats and their unpasteurized dairy products. Am J Trop Med Hyg, 1992; 47(1): 35–40
111. Benenson AS and Tigertt WD. Studies on Q fever in man. Trans Assoc Am Physicians, 1956; 69: 98–104
112. Hellenbrand W, Breuer T and Petersen L. Changing epidemiology of Q fever in Germany, 1947–1999. Emerg Infect Dis, 2001; 7(5): 789–96
113. Zühl J and Graf P. Aufklärung eines Q-Fieber-Ausbruchs durch Erkrankung in einem Film-Team. Epidemiologisches Bulletin, 2002; 37: 316–17
114. Buchholz U. Zu einem Q-Fieber-Ausbruch im Landkreis Soest. Epidemiologisches Bulletin, 2003; 44: 353–55
115. RKI. Anonym Epidemiologisches Bulletin, 2005 32/2005: 294
116. Bunin KV. Medicina. 4. ed., Moskva, 1972: 238–43
117. Raoult D, Fenollar F and Stein A. Q fever during pregnancy: diagnosis, treatment and follow-up. Arch Intern Med, 2002; 162(6): 701–4
118. Raoult D. Treatment of Q fever. Antimicrob Agents Chemother, 1993; 37(9): 1733–36
119. Raoult D et al. Treatment of Q fever endocarditis: comparison of 2 regimens containing doxycycline and ofloxacin or hydroxychloroquine. Arch Intern Med, 1999; 159(2): 167–73
120. Noah DL et al. The history and threat of biological warfare and terrorism. Emerg Med Clin North Am, 2002; 20(2): 255–71
121. Alibekov K. Biohazard. New York: Random House Inc., 1999: 35–111
121a. Rotz LD et al. Public health assessment of potential biological terrorism agents. Emerg Infect Dis, 2002;8(2):225–30
122. Brouqui P. Coxiella, in Manual of Clinical Microbiology, Murray PR, ed. ASM Press: Washington DC, 2003: 1030–36
123. Ormsbee RA. The growth of *Coxiella burnetii* in embryonated eggs. J Bacteriol, 1952; 63(1): 73–86
124. Gil-Grande R et al. Conventional viral cultures and shell vial assay for diagnosis of apparently culture-negative *Coxiella burnetii* endocarditis. Eur J Clin Microbiol Infect Dis, 1995; 14(1): 64–67
125. Raoult D, Vestris G and Enea M. Isolation of 16 strains of *Coxiella burnetii* from patients by using a sensitive centrifugation cell culture system and establishment of the strains in HEL cells. J Clin Microbiol, 1990; 28(11): 2482–84
126. Thiele D, Karo M and Krauss H. Monoclonal antibody based capture ELISA/ELIFA for detection of *Coxiella burnetii* in clinical specimens. Eur J Epidemiol, 1992; 8(4): 568–74
127. Brouqui P, Dumler JS and Raoult D. Immunohistologic demonstration of *Coxiella burnetii* in the valves of patients with Q fever endocarditis. Am J Med, 1994; 97(5): 451–58
128. Stein A and Raoult D. Detection of *Coxiella burnetti* by DNA amplification using polymerase chain reaction. J Clin Microbiol, 1992; 30(9): 2462–66
129. Harris RJ et al. Long-term persistence of *Coxiella burnetii* in the host after primary Q fever. Epidemiol Infect, 2000; 124(3): 543–49
129a. Stemmler M, Meyer H. Rapid and specific detection of *Coxiella burnetii* by LightCycler-PCR, in Rapid Cycle real-time PCR: methods and applications; microbiology and food ana-

lysis, Reischl U, Wittwer C, Cockerill F, eds. Springer: Berlin, Heidelberg, New York, 2002: 149–54

130. Fenollar F, Fournier PE and Raoult D. Molecular detection of *Coxiella burnetii* in the sera of patients with Q fever endocarditis or vascular infection. J Clin Microbiol, 2004; 42(11): 4919–24
131. Fournier PE and Raoult D. Comparison of PCR and serology assays for early diagnosis of acute Q fever. J Clin Microbiol, 2003; 41(11): 5094–98
132. Sekeyova Z, Roux V and Raoult D. Intraspecies diversity of *Coxiella burnetii* as revealed by *com1* and *mucZ* sequence comparison. FEMS Microbiol Lett, 1999; 180(1): 61–67
133. Muramatsu Y et al. Detection of *Coxiella burnetii* in cow's milk by PCR-enzyme-linked immunosorbent assay combined with a novel sample preparation method. Appl Environ Microbiol, 1997; 63(6): 2142–46
134. Nguyen SV and Hirai K. Differentiation of *Coxiella burnetii* isolates by sequence determination and PCR-restriction fragment length polymorphism analysis of isocitrate dehydrogenase gene. FEMS Microbiol Lett, 1999; 180(2): 249–54
135. Hackstadt T et al. Lipopolysaccharide variation in *Coxiella burnetii:* intrastrain heterogeneity in structure and antigenicity. Infect Immun, 1985; 48(2): 359–65
136. Guigno D et al. Primary humoral antibody response to *Coxiella burnetii,* the causative agent of Q fever. J Clin Microbiol, 1992; 30(8): 1958–67
137. Scola BL. Current laboratory diagnosis of Q fever. Semin Pediatr Infect Dis, 2002; 13(4): 257–62
138. Peter O et al. Comparison of enzyme-linked immunosorbent assay and complement fixation and indirect fluorescent-antibody tests for detection of *Coxiella burnetii* antibody. J Clin Microbiol, 1987; 25(6): 1063–67
139. Frangoulidis D et al. Comparison of four commercially available assays for the detection of IgM phase II antibodies to *Coxiella burnetii* in the diagnosis of acute Q fever. Ann N Y Acad Sci, 2006; 1078: 561–62
140. Dupont HT, Thirion X and Raoult D. Q fever serology: cutoff determination for microimmunofluorescence. Clin Diagn Lab Immunol, 1994; 1(2): 189–96
141. Sjostedt U and Brenner DJ (ed). Family XVII. *Francisellaceae,* genus I. *Francisella,* in Bergey's manual of systematic bacteriology, Brenner DJ, ed. Springer Verlag, Berlin. 2005: 200–10
142. Ellis J et al. Tularemia. Clin Microbiol Rev, 2002; 15(4): 631–46
143. Sjostedt A. Virulence determinants and protective antigens of *Francisella tularensis.* Curr Opin Microbiol, 2003; 6(1): 66–71
144. Sjostedt A. Intracellular survival mechanisms of *Francisella tularensis,* a stealth pathogen. Microbes Infect, 2006; 8(2): 561–67
145. Petersen JM et al. Laboratory analysis of tularemia in wild-trapped, commercially traded prairie dogs, Texas, 2002. Emerg Infect Dis, 2004; 10(3): 419–25
146. Petersen JM et al. Methods for enhanced culture recovery of *Francisella tularensis.* Appl Environ Microbiol, 2004; 70(6): 3733–35
147. Reintjes R et al. Tularemia outbreak investigation in Kosovo: case control and environmental studies. Emerg Infect Dis, 2002; 8(1): 69–73
148. Gurycova D. First isolation of *Francisella tularensis* subsp. tularensis in Europe. Eur J Epidemiol, 1998; 14(8): 797–802
149. Dennis DT et al. Tularemia as a biological weapon: medical and public health management. Jama, 2001; 285(21): 2763–73
150. Shapiro DS and Schwartz DR. Exposure of laboratory workers to *Francisella tularensis* despite a bioterrorism procedure. J Clin Microbiol, 2002; 40(6): 2278–81

151. Celebi G et al. Tularemia, a reemerging disease in northwest Turkey: epidemiological investigation and evaluation of treatment responses. Jpn J Infect Dis, 2006; 59(4): 229–34
152. Sawyer WD et al. Antibiotic prophylaxis and therapy of airborne tularemia. Bacteriol Rev, 1966; 30(3): 542–50
153. Burke DS. Immunization against tularemia: analysis of the effectiveness of live *Francisella tularensis* vaccine in prevention of laboratory-acquired tularemia. J Infect Dis, 1977; 135(1): 55–60
154. Pike RM. Laboratory-associated infections: summary and analysis of 3921 cases. Health Lab. Sci., 1976; 13: 105–14
155. Splettstoesser WD et al. Diagnostic procedures in tularaemia with special focus on molecular and immunological techniques. J Vet Med B, 2005; 52(6): 249–61
156. Hubalek Z, Sixl W and Halouzka J. *Francisella tularensis* in *Dermacentor reticulatus* ticks from the Czech Republic and Austria. Klin. Wochenschr., 1998; 110: 909–10
157. Hofer E et al. Zum Nachweis der Tularämie bei Feldhasen *(Lepus europaeus)* in Österreich. Tierärzt Mschr, 1997; 81: 301–8
158. Guarner J, Greer PW and Bartlett J. Immunohistochemical detection of *Francisella tularensis* in formalin-fixed, paraffin-embedded tissue. Appl. Immunol. Mol. Morphol., 1999; 7: 122–26
159. Zeidner NS et al. An outbreak of *Francisella tularensis* in captive prairie dogs: an immunohistochemical analysis. J Vet Diagn Invest, 2004; 16(2): 150–52
160. Payne MP and Morton RJ. Effect of culture media and incubation temperature on growth of selected strains of *Francisella tularensis.* J Vet Diagn Invest, 1992; 4(3): 264–69
161. Westerman EL and McDonald J. *Tularemia pneumonia* mimicking legionnaires' disease: isolation of organism on CYE agar and successful treatment with erythromycin. South Med J, 1983; 76(9): 1169–70
162. Berdal BP and Soderlund E. Cultivation and isolation of *Francisella tularensis* on selective chocolate agar, as used routinely for the isolation of gonoccocci. Acta Pathol Microbiol Scand [B], 1977; 85B(1): 108–9
163. Brion JP et al. Isolation of *Francisella tularensis* from lymph node aspirate inoculated into a non-radiometric blood culture system. Eur J Clin Microbiol Infect Dis, 1996; 15(2): 180–81
164. Haristoy X et al. *Francisella tularensis* bacteremia. J Clin Microbiol, 2003; 41(6): 2774–76
165. Hoel T et al. Water- and airborne *Francisella tularensis* biovar palaearctica isolated from human blood. Infection, 1991; 19(5): 348–50
166. Provenza JM, Klotz SA and Penn RL. Isolation of *Francisella tularensis* from blood. J Clin Microbiol, 1986; 24(3): 453–55
167. Reary BW and Klotz SA. Enhancing recovery of *Francisella tularensis* from blood. Diagn Microbiol Infect Dis, 1988; 11(2): 117–19
168. Ikaheimo I et al. *In vitro* antibiotic susceptibility of *Francisella tularensis* isolated from humans and animals. J Antimicrob Chemother, 2000; 46(2): 287–90
169. Baker CN, Hollis DG and Thornsberry D. Antimicrobial susceptibility testing of *Francisella tularensis* with a modified Müller-Hinton broth. J Clin Microbiol, 1985; 22: 212–15
170. Fulop MJ et al. Production and characterization of monoclonal antibodies directed against the lipopolysaccharide of *Francisella tularensis.* J Clin Microbiol, 1991; 29(7): 1407–12
171. Greiser-Wilke I, Soine C and Moennig V. Monoclonal antibodies reacting specifically with *Francisella sp.* Zentralbl Veterinärmed B, 1989; 36(8): 593–600
172. Grunow R et al. Detection of *Francisella tularensis* in biological specimens using a capture enzyme-linked immunosorbent assay, an immunochromatographic handheld assay and a PCR. Clin Diagn Lab Immunol, 2000; 7(1): 86–90
173. Tarnvik A et al. Detection of antigen in urine of a patient with tularemia. Eur J Clin Microbiol, 1987; 6(3): 318–19

174. Fulop M, Leslie D and Titball R. A rapid, highly sensitive method for the detection of *Francisella tularensis* in clinical samples using the polymerase chain reaction. Am J Trop Med Hyg, 1996; 54(4): 364–66
175. Dolan SA, Dommaraju CB and DeGuzman GB. Detection of *Francisella tularensis* in clinical specimens by use of polymerase chain reaction. Clin Infect Dis, 1998; 26(3): 764–65
176. Karhukorpi EK and Karhukorpi J. Rapid laboratory diagnosis of ulceroglandular tularemia with polymerase chain reaction. Scand J Infect Dis, 2001; 33(5): 383–85
177. Johansson A et al. Comparative analysis of PCR versus culture for diagnosis of ulceroglandular tularemia. J Clin Microbiol, 2000; 38(1): 22–6
178. Sjostedt A et al. Detection of *Francisella tularensis* in ulcers of patients with tularemia by PCR. J Clin Microbiol, 1997; 35(5): 1045–48
179. Versage JL et al. Development of a multitarget real-time TaqMan PCR assay for enhanced detection of *Francisella tularensis* in complex specimens. J Clin Microbiol, 2003; 41(12): 5492–99
180. Emanuel PA et al. Detection of *Francisella tularensis* within infected mouse tissues by using a hand-held PCR thermocycler. J Clin Microbiol, 2003; 41(2): 689–93
181. Broekhuijsen M et al. Genome-wide DNA microarray analysis of *Francisella tularensis* strains demonstrates extensive genetic conservation within the species but identifies regions that are unique to the highly virulent *F. tularensis* subsp. *tularensis.* J Clin Microbiol, 2003; 41(7): 2924–31
182. de la Puente-Redondo VA et al. Comparison of different PCR approaches for typing of *Francisella tularensis* strains. J Clin Microbiol, 2000; 38(3): 1016–22
183. Bevanger L, Maeland JA and Naess AI. Agglutinins and antibodies to Francisella tularensis outer membrane antigens in the early diagnosis of disease during an outbreak of tularemia. J Clin Microbiol, 1988; 26(3): 433–37
184. Carlsson HE et al. Enzyme-linked immunosorbent assay for immunological diagnosis of human tularemia. J Clin Microbiol, 1979; 10(5): 615–21
185. Schmitt P et al. A novel screening ELISA and a confirmatory Western blot useful for diagnosis and epidemiological studies of tularemia. Epidemiol Infect, 2005; 133(4): 759–66
186. Sato T et al. Microagglutination test for early and specific serodiagnosis of tularemia. J Clin Microbiol, 1990; 28(10): 2372–74
187. Bernard K et al. Early recognition of atypical *Francisella tularensis* strains lacking a cysteine requirement. J Clin Microbiol, 1994; 32: 551–53
188. Johansson A et al. Worldwide genetic relationships among *Francisella tularensis* isolates determined by multiple-locus variable-number tandem repeat analysis. J Bacteriol, 2004; 186(17): 5808–18
189. Koskela P and Herva E. Cell-mediated immunity against *Francisella tularensis* after natural infection. Scand J Infect Dis, 1980; 12(4): 281–87
190. Waag DM et al. Cell-mediated and humoral immune responses after vaccination of human volunteers with the live vaccine strain of *Francisella tularensis.* Clin Diagn Lab Immunol, 1995; 2(2): 143–48
191. Garcia del Blanco N et al. Genotyping of *Francisella tularensis* strains by pulsed-field gel electrophoresis, amplified fragment lenght polymorphism fingerprinting, an 16S rRNA gene sequencing. J Clin Microbiol, 2002; 40: 2964–72
192. Raoult D. Introduction to Rickettsioses and Ehrlichioses, in Mandell, Bennett JE, ed. Elsevier Churchill Livingstone: Philadelphia. 2004: 2284–87
193. Rachek LI et al. Transformation of *Rickettsia prowazekii* to erythromycin resistance encoded by the *Escherichia coli ereB* gene. J Bacteriol, 2000; 182(11): 3289–91

194. Raoult D, Woodward T and Dumler JS. The history of epidemic typhus. Infect Dis Clin North Am, 2004; 18(1): 127–40
195. Rachek LI et al. Transformation of *Rickettsia prowazekii* to rifampin resistance. J Bacteriol, 1998; 180(8): 2118–24
196. Bozeman FM et al. Epidemic *typhus rickettsiae* isolated from flying squirrels. Nature, 1975; 255(5509): 545–47
197. Philip CB et al. Serological evidence of rickettsial zoonoses in South American domestic animals. Acta Med Biol (Niigata), 1967; 15: 53–60
198. Walker. *Rickettsia rickettsii* and other spotted fever group fevers, in Mandell, Bennett JE, ed. Elsevier Churchill Livingstone: Philadelphia. 2004: 2035–42
199. Smart JK. History of Chemical and Biological Warfare Fact Sheets. Not cleared for public release, 1996
200. Cascio A et al. Clarithromycin versus azithromycin in the treatment of Mediterranean spotted fever in children: a randomized controlled trial. Clin Infect Dis, 2002; 34(2): 154–58
201. Marrero M and Raoult D. Centrifugation-shell vial technique for rapid detection of Mediterranean spotted fever rickettsia in blood culture. Am J Trop Med Hyg, 1989; 40(2): 197–99
202. Black CM et al. Detection and characterization of mouse monoclonal antibodies to epidemic typhus rickettsiae. J Clin Microbiol, 1983; 18: 561–68
203. Fournier PE and Raoult D. Suicide PCR on skin biopsy specimens for diagnosis of rickettsioses. J Clin Microbiol, 2004; 42(8): 3428–34
204. Roux V et al. Citrate synthase gene comparison, a new tool for phylogenetic analysis and its application for the *Rickettsiae*. Int J Syst Bacteriol, 1997; 47(2): 252–61
205. Stothard DR, Clark JB and Fuerst PA. Ancestral divergence of Rickettsia bellii from the spotted fever and typhus groups of *Rickettsia* and antiquity of the genus *Rickettsia*. Int J Syst Bacteriol, 1994; 44(4): 798–804
206. Roux V and Raoult D. Phylogenetic analysis of the genus *Rickettsia* by 16S rDNA sequencing. Res Microbiol, 1995; 146(5): 385–96
207. Carl M et al. Characterization of the gene encoding the protective paracrystalline-surface-layer protein of *Rickettsia prowazekii:* presence of a truncated identical homolog in *Rickettsia typhi*. Proc Natl Acad Sci USA, 1990; 87(21): 8237–41
208. Roux V and Raoult D. Genotypic identification and phylogenetic analysis of the spotted fever group Rickettsiae by pulsed-field gel electrophoresis. J Bacteriol, 1993; 175(15): 4895–904
209. Svraka S et al. *Rickettsia prowazekii* and real-time polymerase chain reaction. Emerg Infect Dis, 2006; 12(3): 428–32
210. La Scola B and Raoult D. Laboratory diagnosis of rickettsioses: current approaches to diagnosis of old and new rickettsial diseases. J Clin Microbiol, 1997; 35(11): 2715–27
211. La Scola B et al. Serological differentiation of murine typhus and epidemic typhus using cross-adsorption and Western blotting. Clin Diagn Lab Immunol, 2000; 7(4): 612–16
212. Perry RD and Fetherston JD. *Yersinia pestis*-etiologic agent of plague. Clin Microbiol Rev, 1997; 10(1): 35–66
213. Dieudonné A. Pest, in Handbuch der pathogenen Mikroorganismen, Kolle W, ed. Gustav Fischer und Urban & Schwarzenberg, Jena, Berlin, Wien. 1929: 179–388
214. Christie AB, Chen TH and Elberg SS. Plague in camels and goats: their role in human epidemics. J Infect Dis, 1980; 141(6): 724–26
215. Gage KL et al. Cases of cat-associated human plague in the Western US, 1977–1998. Clin Infect Dis, 2000; 30(6): 893–900
216. Smith MD. Plague, in Manson's Tropical Diseases, Cook GC, ed. WB Saunders Company Ltd: London, Philadelphia, Toronto, Sydney, Tokyo. 1996: 917–24

217. Butler T et al. *Yersinia pestis* infection in Vietnam. I. Clinical and hematologic aspects. J Infect Dis, 1974; 129: 78–84
218. Galimand M et al. Multidrug resistance in *Yersinia pestis* mediated by a transferable plasmid. N Engl J Med, 1997; 337(10): 677–80
219. Guiyoule A et al. Transferable plasmid-mediated resistance to streptomycin in a clinical isolate of *Yersinia pestis*. Emerg Infect Dis, 2001; 7(1): 43–8
220. Williams JE et al. Atypical plague bacilli isolated from rodents, fleas, and man. Am J Public Health, 1978; 68(3): 262–64
221. Wong JD et al. Susceptibilities of *Yersinia pestis* strains to 12 antimicrobial agents. Antimicrob Agents Chemother, 2000; 44(7): 1995–96
222. Bossi P et al. Bichat guidelines for the clinical management of anthrax and bioterrorism-related anthrax. Euro Surveill, 2004; 9(12)(E): 3–4
223. Neubauer H et al. A combination of different polymerase chain reaction (PCR) assays for the presumptive identification of *Yersinia pestis*. J Vet Med B Infect Dis Vet Public Health, 2000; 47(8): 573–80
224. Tomaso H et al. Rapid detection of *Yersinia pestis* with multiplex real-time PCR assays using fluorescent hybridisation probes. FEMS Immunol Med Microbiol, 2003; 38(2): 117–26
225. Iqbal SS et al. Detection of *Yersinia pestis* by pesticin fluorogenic probe-coupled PCR. Mol Cell Probes, 2000; 14(2): 109–14
226. Pourcel C et al. Tandem repeats analysis for the high resolution phylogenetic analysis of *Yersinia pestis*. BMC Microbiol, 2004; 4: 22
227. Service MW. Venezuelan equine encephalitis, in The encyclopedia of arthropod-transmitted infections, Weaver SC, ed. CABI publishing: Oxon, UK. 2001: 539–48
228. Weaver SC. Venezuelan equine encephalitis, in The encyclopedia of arthropod-transmitted infections, Service MW, ed. CABI publishing: Oxon, UK. 2001: 539–48
229. Weaver SC et al. Genetic determinants of Venezuelan equine encephalitis emergence. Arch Virol Suppl, 2004(18): 43–64
230. Kinney RM et al. Genetic evidence that epizootic Venezuelan equine encephalitis (VEE) viruses may have evolved from enzootic VEE subtype I-D virus. Virology, 1992; 191(2): 569–80
231. Wang E et al. Genetic and phenotypic changes accompanying the emergence of epizootic subtype IC Venezuelan equine encephalitis viruses from an enzootic subtype ID progenitor. J Virol, 1999; 73(5): 4266–71
232. Weaver SC and Barrett AD. Transmission cycles, host range, evolution and emergence of arboviral disease. Nat Rev Microbiol, 2004; 2(10): 789–801
233. Paessler S et al. Recombinant Sindbis/Venezuelan equine encephalitis virus is highly attenuated and immunogenic. J Virol, 2003; 77(17): 9278–86
234. Greiser-Wilke IM et al. Detection of alphaviruses in a genus-specific antigen capture enzyme immunoassay using monoclonal antibodies. J Clin Microbiol, 1991; 29(1): 131–37
235. Hu WG et al. Development of immunofiltration assay by light addressable potentiometric sensor with genetically biotinylated recombinant antibody for rapid identification of Venezuelan equine encephalitis virus. J Immunol Methods, 2004; 289(1–2): 27–35
236. Pfeffer M et al. Genus-specific detection of alphaviruses by a semi-nested reverse transcription-polymerase chain reaction. Am J Trop Med Hyg, 1997; 57(6): 709–18
237. Sanchez-Seco M.P et al. A generic nested-RT-PCR followed by sequencing for detection and identification of members of the alphavirus genus. J Virol Methods, 2001; 95(1–2): 153–61
238. Bronzoni RV et al. Multiplex nested PCR for Brazilian Alphavirus diagnosis. Trans R Soc Trop Med Hyg, 2004; 98(8): 456–61

239. Linssen B et al. Development of reverse transcription-PCR assays specific for detection of equine encephalitis viruses. J Clin Microbiol, 2000; 38(4): 1527–35
240. Kinney RM et al. Nucleotide sequences of the 26S RNAs of the viruses defining the Venezuelan equine encephalitis antigenic complex. Am J Trop Med Hyg, 1988; 59: 952–64
241. Lambert AJ, Martin DA and Lanciotti RS. Detection of North American eastern and western equine encephalitis viruses by nucleic acid amplification assays. J Clin Microbiol, 2003; 41(1): 379–85
242. Rosato RR, Macasaet FF and Jahrling PB. Enzyme-linked immunosorbent assay detection of immunoglobulins G and M to Venezuelan equine encephalomyelitis virus in vaccinated and naturally infected humans. J Clin Microbiol, 1988; 26(3): 421–25
243. Johnson AJ et al. Detection of anti-arboviral immunoglobulin G by using a monoclonal antibody-based capture enzyme-linked immunosorbent assay. J Clin Microbiol, 2000; 38(5): 1827–31
244. Martin DA et al. Standardization of immunoglobulin M capture enzyme-linked immunosorbent assay for routine diagnosis of arboviral infections. J Clin Microbiol, 2000; 38: 1826–1832
245. Beaty BJ. Arboviruses, in Diagnostic procedures for viral, rickettsial and chlamydial infections, Emmons RW, ed. American Public Health Association: Washington. 1989: 797–855
246. Passler S and Pfeffer M. Detection of antibodies to alphaviruses and discrimination between antibodies to eastern and western equine encephalitis viruses in rabbit sera using a recombinant antigen and virus-specific monoclonal antibodies. J Vet Med B Infect Dis Vet Public Health, 2003; 50(6): 265–69
247. Roehrig JT and Bolin RA. Monoclonal antibodies capable of distinguishing epizootic from enzootic varieties of subtype 1 Venezuelan equine encephalitis viruses in a rapid indirect immunofluorescence assay. J Clin Microbiol, 1997; 35(7): 1887–90
248. Wang E et al. A novel, rapid assay for detection and differentiation of serotype-specific antibodies to Venezuelan equine encephalitis complex alphaviruses. Am J Trop Med Hyg, 2005; 72(6): 805–10
249. Pauli C et al. Neurological symptoms after an infection by the sandfly fever virus. Dtsch Med Wochenschr, 1995; 120(43): 1468–72
250. Charrel RN et al. Emergence of Toscana virus in Europe. Emerg Infect Dis, 2005; 11(11): 1657–63
251. Baldelli F et al. Unusual presentation of life-threatening Toscana virus meningoencephalitis. Clin Infect Dis, 2004; 38(4): 515–20
252. Dionisio D et al. Encephalitis without meningitis due to sandfly fever virus serotype toscana. Clin Infect Dis, 2001; 32(8): 1241–43
253. Valassina M et al. Evidence of Toscana virus variants circulating in Tuscany, Italy, during the summers of 1995 to 1997. J Clin Microbiol, 1998; 36(7): 2103–4
254. Schmaljohn CS and Nichol ST. *Bunyaviridae,* in Fields Virology, Knipe DM and Howley PM, eds. Lippincott Williams & Wilkins: Philadelphia, USA. 2007: 1741–89
255. Laughlin LW et al. Epidemic Rift Valley fever in Egypt: observations of the spectrum of human illness. Trans R Soc Trop Med Hyg, 1979; 73(6): 630–33
256. Al-Hazmi M et al. Epidemic Rift Valley fever in Saudi Arabia: a clinical study of severe illness in humans. Clin Infect Dis, 2003; 36(3): 245–52
257. Vesenjak-Hirjan J, Porterfield J and Arslanagic E. First natural clinical human Bhanja virus infection, in Arboviruses in the Mediterranean Countries, Vesenjak-Hirjan J, Calisher CH and Beus J, eds. Gustav Fischer Verlag: Stuttgart. 1980: 297–301
258. Calisher CH and Goodpasture HC. Human infection with Bhanja virus. Am J Trop Med Hyg, 1975; 24(6 Pt 1): 1040–42

259. Punda V. Laboratory infections with Bhanja virus, in Arboviruses in the Mediterranean Countries, Vesenjak-Hirjan J, ed. Gustav Fischer Verlag, Stuttgart. 1980: 273–75
260. Bossi P et al. Bichat Guidelines for the clinical management of bioterrorism-related viral encephalitis. Euro Surveill, 2004; 9(12): 1–8
261. Anonymous. Laboratory safety for arboviruses and certain other viruses of vertebrates. The Subcommittee on Arbovirus Laboratory Safety of the American Committee on Arthropod-Borne Viruses. Am J Trop Med Hyg, 1980; 29(6): 1359–81
262. Meegan JM. The Rift Valley fever epizootic in Egypt 1977–78. 1. Description of the epizzotic and virological studies. Trans R Soc Trop Med Hyg, 1979; 73(6): 618–23
263. Niklasson B et al. Detection of Rift Valley fever virus antigen by enzyme-linked immunosorbent assay. J Clin Microbiol, 1983; 17(6): 1026–31
264. Meegan J et al. Rapid diagnosis of Rift Valley fever: a comparison of methods for the direct detection of viral antigen in human sera. Res Virol, 1989; 140(1): 59–65
265. Valassina M et al. Fast duplex one-step RT-PCR for rapid differenzial diagnosis of entero- or toscana virus meningitis. Diagn Microbiol Infect Dis, 2002; 43(3): 201–5
266. Sanchez-Seco MP et al. Detection and identification of Toscana and other phleboviruses by RT-nested-PCR assays with degenerated primers. J Med Virol, 2003; 71(1): 140–49
267. Schwarz TF et al. Nested RT-PCR for detection of sandfly fever virus, serotype Toscana, in clinical specimens, with confirmation by nucleotide sequence analysis. Res Virol, 1995; 146(5): 355–62
268. Valassina M, Cusi MG and Valensin PE. Rapid identification of Toscana virus by nested PCR during an outbreak in the Siena area of Italy. J Clin Microbiol, 1996; 34(10): 2500–502
269. Espach A et al. Development of a diagnostic one-tube RT-PCR for the detection of Rift Valley fever virus. Onderstepoort J Vet Res, 2002; 69(3): 247–52
270. Sall AA et al. Single-tube and nested reverse transcriptase-polymerase chain reaction for detection of Rift Valley fever virus in human and animal sera. J Virol Methods, 2001; 91(1): 85–92
271. Sall AA et al. Use of reverse transcriptase PCR in early diagnosis of Rift Valley fever. Clin Diagn Lab Immunol, 2002; 9(3): 713–15
272. Drosten C et al. Rapid detection and quantification of RNA of Ebola and Marburg viruses, Lassa virus, Crimean-Congo hemorrhagic fever virus, Rift Valley fever virus, dengue virus, and yellow fever virus by real-time reverse transcription-PCR. J Clin Microbiol, 2002; 40(7): 2323–30
273. Garcia S et al. Quantitative real-time PCR detection of Rift Valley fever virus and its application to evaluation of antiviral compounds. J Clin Microbiol, 2001; 39(12): 4456–61
274. Lambert AJ et al. Nucleic acid amplification assays for detection of La Crosse virus RNA. J Clin Microbiol, 2005; 43(4): 1885–89
275. Huang C et al. Diagnosis of Jamestown Canyon encephalitis by polymerase chain reaction. Clin Infect Dis, 1999; 28(6): 1294–97
276. Campbell WP and Huang C. Detection of California serogroup viruses using universal primers and reverse transcription-polymerase chain reaction. J Virol Methods, 1995; 53(1): 55–61
277. Kuno G et al. Detecting bunyaviruses of the Bunyamwera and California serogroups by a PCR technique. J Clin Microbiol, 1996; 34(5): 1184–88
278. Moreli ML, Aquino VH and Figueiredo LT. Identification of Simbu, California and Bunyamwera serogroup bunyaviruses by nested RT-PCR. Trans R Soc Trop Med Hyg, 2001; 95(1): 108–13
279. Chandler LJ et al. Characterization of La Crosse virus RNA in autopsied central nervous system tissues. J Clin Microbiol, 1998; 36(11): 3332–36

280. Clarke DH and Casals J. Techniques for hemagglutination and hemagglutination-inhibition with arthropod-borne viruses. Am J Trop Med Hyg, 1958; 7(5): 561–73
281. Magurano F and Nicoletti L. Humoral response in Toscana virus acute neurologic disease investigated by viral-protein-specific immunoassays. Clin Diagn Lab Immunol, 1999; 6(1): 55–60
282. Soldateschi D et al. Laboratory diagnosis of Toscana virus infection by enzyme immunoassay with recombinant viral nucleoprotein. J Clin Microbiol, 1999; 37(3): 649–52
283. Ciufolini MG et al. Detection of Toscana virus-specific immunoglobulins G and M by an enzyme-linked immunosorbent assay based on recombinant viral nucleoprotein. J Clin Microbiol, 1999; 37(6): 2010–12
284. Eitrem R, Vene S and Niklasson B. ELISA for detection of IgM and IgG antibodies to sandfly fever Sicilian virus. Res Virol, 1991; 142(5): 387–94
285. Dionisio D et al. Epidemiological, clinical and laboratory aspects of sandfly fever. Curr Opin Infect Dis, 2003; 16(5): 383–88
286. Schwarz TF et al. Immunoblot detection of antibodies to Toscana virus. J Med Virol, 1996; 49(2): 83–6
287. Russell PK et al. A plaque reduction test for dengue virus neutralizing antibodies. J Immunol, 1967; 99(2): 285–90
288. Defraites RF et al. Japanese encephalitis vaccine (inactivated, BIKEN) in U.S. soldiers: immunogenicity and safety of vaccine administered in two dosing regimens. Am J Trop Med Hyg, 1999; 61(2): 288–93
289. Soliman AK, Botros BA and Morrill JC. Solid-phase immunosorbent technique for rapid detection of Rift Valley fever virus immunoglobulin M by hemagglutination inhibition. J Clin Microbiol, 1988; 26(9): 1913–15
290. Paweska JT, Burt FJ and Swanepoel R. Validation of IgG-sandwich and IgM-capture ELISA for the detection of antibody to Rift Valley fever virus in humans. J Virol Methods, 2005; 124(1–2): 173–81
291. Meegan JM et al. Enzyme-linked immunosorbent assay for detection of antibodies to Rift Valley fever virus in ovine and bovine sera. Am J Vet Res, 1987; 48(7): 1138–41
292. Paweska JT, Barnard BJ and Williams R. The use of sucrose-acetone-extracted Rift Valley fever virus antigen derived from cell culture in an indirect enzyme-linked immunosorbent assay and haemagglutination-inhibition test. Onderstepoort J Vet Res, 1995; 62(4): 227–33
293. Paweska JT et al. IgG-sandwich and IgM-capture enzyme-linked immunosorbent assay for the detection of antibody to Rift Valley fever virus in domestic ruminants. J Virol Methods, 2003; 113(2): 103–12
294. Swanepoel R et al. Comparison of techniques for demonstrating antibodies to Rift Valley fever virus. J Hyg (Lond), 1986; 97(2): 317–29
295. Kalis JM, Burgess AC and Balfour HH Jr. Serological diagnosis of California (La Crosse) encephalitis by immunofluorescence. J Clin Microbiol, 1975; 1(5): 448–50
296. Calisher CH and Bailey RE. Serodiagnosis of La Crosse virus infections in humans. J Clin Microbiol, 1981; 13(2): 344–50
297. Beaty BJ et al. Indirect fluorescent-antibody technique for serological diagnosis of La Crosse (California) virus infections. J Clin Microbiol, 1982; 15(3): 429–34
298. Jamnback TL et al. Capture immunoglobulin M system for rapid diagnosis of La Crosse (California encephalitis) virus infections. J Clin Microbiol, 1982; 16(3): 577–80
299. Beaty BJ et al. Rapid diagnosis of La Crosse virus infections: evaluation of serologic and antigen detection techniques for the clinically relevant diagnosis of La Crosse encephalitis. Prog Clin Biol Res, 1983; 123: 293–302

300. Calisher CH et al. Serodiagnosis of La Crosse virus infections in humans by detection of immunoglobulin M class antibodies. J Clin Microbiol, 1986; 23(4): 667–71
301. Dykers TI et al. Rapid diagnosis of La Crosse encephalitis: detection of specific immunoglobulin M in cerebrospinal fluid. J Clin Microbiol, 1985; 22(5): 740–44
302. Burke DS et al. Kinetics of IgM and IgG responses to Japanese encephalitis virus in human serum and cerebrospinal fluid. J Infect Dis, 1985; 151(6): 1093–99
303. Gunther G et al. Intrathecal IgM, IgA and IgG antibody response in tick-borne encephalitis. Long-term follow-up related to clinical course and outcome. Clin Diagn Virol, 1997; 8(1): 17–29
304. Ehrenkranz NJ et al. Immunoglobulin M in the cerebrospinal fluid of patients with arbovirus encephalitis and other infections of the central nervous system. Neurology, 1974; 24(10): 976–80
305. Calisher CH and Gould EA. Taxonomy of the virus family *Flaviviridae*. Adv Virus Res, 2003; 59: 1–19
306. Dando MR, Pearson GS and Toth T. Verification of the Biological and Toxin Weapons convention. Biological weapons proliferation concerns, ed. Tucker J, Dordrecht, The Netherlands: Kluwer Academic Publishers; 33–76
307. Kekulé A. Bio-Tod in 45 Minuten? – Fakten und Fiktionen zum irakischen Biowaffenprogramm, in Brandherd Irak, Kubbig B, ed., Campus: Frankfurt, New York, 2002
308. Roche RR et al. Comparison of rapid centrifugation assay with conventional tissue culture method for isolation of dengue 2 virus in C6/36-HT cells. J Clin Microbiol, 2000; 38(9): 3508–10
309. Kao CL et al. Flow cytometry compared with indirect immunofluorescence for rapid detection of dengue virus type 1 after amplification in tissue culture. J Clin Microbiol, 2001; 39(10): 3672–77
310. Oliveira de Paula S et al. Improved detection of Dengue-1 virus in from IgM-positive serum samples using c6/36 cell cultures in association with RT-PCR. Intervirology, 2003; 46: 227–31
311. Kuno G, Gubler DJ and Santiago de Weil NS. Antigen capture ELISA for the identification of dengue viruses. J Virol Methods, 1985; 12(1–2): 93–103
312. Scaramozzino N et al. Comparison of flavivirus universal primer pairs and development of a rapid, highly sensitive heminested reverse transcription-PCR assay for detection of flaviviruses targeted to a conserved region of the NS5 gene sequences. J Clin Microbiol, 2001; 39(5): 1922–27
313. Puri B et al. A rapid method for detection and identification of flaviviruses by polymerase chain reaction and nucleic acid hybridization. Arch Virol, 1994; 134(1–2): 29–37
314. Meiyu F et al. Detection of flaviviruses by reverse transcriptase-polymerase chain reaction with the universal primer set. Microbiol Immunol, 1997; 41(3): 209–13
315. Kuno G. Universal diagnostic RT-PCR protocol for arboviruses. J Virol Methods, 1998; 72(1): 27–41
316. Fulop L et al. Rapid identification of flaviviruses based on conserved NS5 gene sequences. J Virol Methods, 1993; 44(2–3): 179–88
317. Tanaka M. Rapid identification of flavivirus using the polymerase chain reaction. J Virol Methods, 1993; 41(3): 311–22
318. Figueiredo LT et al. Identification of Brazilian flaviviruses by a simplified reverse transcription-polymerase chain reaction method using Flavivirus universal primers. Am J Trop Med Hyg, 1998; 59(3): 357–62

319. Gaunt MW and Gould EA. Rapid subgroup identification of the flaviviruses using degenerate primer E-gene RT-PCR and site specific restriction enzyme analysis. J Virol Methods, 2005; 128(1–2): 113–27
320. Brown TM et al. Detection of yellow fever virus by polymerase chain reaction. Clin Diagn Virol, 1994; 2(1): 41–51
321. Deubel V et al. Molecular detection and characterization of yellow fever virus in blood and liver specimens of a non-vaccinated fatal human case. J Med Virol, 1997; 53(3): 212–17
322. de Morais Bronzoni RV et al. Duplex reverse transcription-PCR followed by nested PCR assays for detection and identification of Brazilian alphaviruses and flaviviruses. J Clin Microbiol, 2005; 43(2): 696–702
323. Ramelow C et al. Detection of tick-borne encephalitis virus RNA in ticks *(Ixodes ricinus)* by the polymerase chain reaction. J Virol Methods, 1993; 45(1): 115–19
324. Whitby JE et al. Rapid detection of viruses of the tick-borne encephalitis virus complex by RT-PCR of viral RNA. J Virol Methods, 1993; 45(1): 103–14
325. Kreil TR et al. Detection of tick-borne encephalitis virus by sample transfer, plaque assay and strand-specific reverse transcriptase polymerase chain reaction: what do we detect? J Virol Methods, 1997; 68(1): 1–8
326. Schrader C and Süss J. A nested RT-PCR for the detection of tick-borne encephalitis virus (TBEV) in ticks in natural foci. Zentralbl Bakteriol, 1999; 289(3): 319–28
327. Wicki R et al. Swiss Army Survey in Switzerland to determine the prevalence of *Francisella tularensis,* members of the *Ehrlichia phagocytophila* genogroup, *Borrelia burgdorferi* sensu lato, and tick-borne encephalitis virus in ticks. Eur J Clin Microbiol Infect Dis, 2000; 19(6): 427–32
328. Gaunt MW et al. Definitive identification of louping ill virus by RT-PCR and sequencing in field populations of *Ixodes ricinus* on the Lochindorb estate. Arch Virol, 1997; 142(6): 1181–91
329. Rudenko N et al. Tick-borne encephalitis virus-specific RT-PCR – a rapid test for detection of the pathogen without viral RNA purification. Acta Virol, 2004; 48(3): 167–71
330. Murakami S et al. Highly sensitive detection of viral RNA genomes in blood specimens by an optimized reverse transcription-polymerase chain reaction. J Med Virol, 1994; 43(2): 175–81
331. Paranjpe S and Banerjee K. Detection of Japanese encephalitis virus by reverse transcription/polymerase chain reaction. Acta Virol, 1998; 42(1): 5–11
332. Yang DK et al. TaqMan reverse transcription polymerase chain reaction for the detection of Japanese encephalitis virus. J Vet Sci, 2004; 5(4): 345–51
333. Huang JL et al. Sensitive and specific detection of strains of Japanese encephalitis virus using a one-step TaqMan RT-PCR technique. J Med Virol, 2004; 74(4): 589–96
334. Pyke AT et al. Detection of Australasian Flavivirus encephalitic viruses using rapid fluorogenic TaqMan RT-PCR assays. J Virol Methods, 2004; 117(2): 161–67
335. Howe DK et al. Use of the polymerase chain reaction for the sensitive detection of St. Louis encephalitis viral RNA. J Virol Methods, 1992; 36(1): 101–10
336. Nawrocki SJ et al. Evaluation of a reverse transcriptase-polymerase chain reaction assay for detecting St. Louis encephalitis virus using field-collected mosquitoes (Diptera: *Culicidae*). J Med Entomol, 1996; 33(1): 123–27
337. Lanciotti RS and Kerst AJ. Nucleic acid sequence-based amplification assays for rapid detection of West Nile and St. Louis encephalitis viruses. J Clin Microbiol, 2001; 39(12): 4506–13
338. Porter KR et al. Detection of West Nile virus by the polymerase chain reaction and analysis of nucleotide sequence variation. Am J Trop Med Hyg, 1993; 48(3): 440–46
339. Briese T, Glass WG and Lipkin WI. Detection of West Nile virus sequences in cerebrospinal fluid. Lancet, 2000; 355(9215): 1614–15

340. Lanciotti RS et al. Rapid detection of west nile virus from human clinical specimens, field-collected mosquitoes, and avian samples by a TaqMan reverse transcriptase-PCR assay. J Clin Microbiol, 2000; 38(11): 4066–71
341. Hadfield TL et al. Detection of West Nile virus in mosquitoes by RT-PCR. Mol Cell Probes, 2001; 15(3): 147–50
342. Usuku S, Noguchi Y and Takasaki T. Newly developed TaqMan assay to detect West Nile viruses in a wide range of viral strains. Jpn J Infect Dis, 2004; 57(3): 129–30
343. Papin JF, Vahrson W and Dittmer DP. SYBR green-based real-time quantitative PCR assay for detection of West Nile Virus circumvents false-negative results due to strain variability. J Clin Microbiol, 2004; 42(4): 1511–18
344. Studdert MJ et al. Polymerase chain reaction tests for the identification of Ross River, Kunjin and Murray Valley encephalitis virus infections in horses. Aust Vet J, 2003; 81(1–2): 76–80
345. Boonpucknavig S et al. Indirect fluorescent antibody technic for demonstration of serum antibody in dengue hemorrhagic fever cases. Am J Clin Pathol, 1975; 64(3): 365–71
346. Besselaar TG, Blackburn NK and Aldridge N. Comparison of an antibody-capture IgM enzyme-linked immunosorbent assay with IgM-indirect immunofluorescence for the diagnosis of acute Sindbis and West Nile infections. J Virol Methods, 1989; 25(3): 337–45
347. Sever JL. Application of a microtechnique to viral serological investigations. J Immunol, 1962; 88: 320–29
348. Holzmann H et al. Correlation between ELISA, hemagglutination inhibition, and neutralization tests after vaccination against tick-borne encephalitis. J Med Virol, 1996; 48(1): 102–7
349. Vorndam V and Beltran M. Enzyme-linked immunosorbent assay-format microneutralization test for dengue viruses. Am J Trop Med Hyg, 2002; 66(2): 208–12
350. Vene S et al. A rapid fluorescent focus inhibition test for detection of neutralizing antibodies to tick-borne encephalitis virus. J Virol Methods, 1998; 73(1): 71–5
351. Schmitz H et al. Monitoring of clinical and laboratory data in two cases of imported Lassa fever. Microbes Infect, 2002; 4(1): 43–50
352. Schmitz H and Wolf HR. Use of monoclonal antibody for the detection of Lassa virus antibody and antigen in patients with Lassa fever. Med Microbiol Immunol, 1986; 175(2–3): 181–82
353. Niikura M et al. Detection of Ebola viral antigen by enzyme-linked immunosorbent assay using a novel monoclonal antibody to nucleoprotein. J Clin Microbiol, 2001; 39(9): 3267–71
354. Demby AH et al. Early diagnosis of Lassa fever by reverse transcription-PCR. J Clin Microbiol, 1994; 32(12): 2898–903
355. Vieth S et al. A reverse transcription PCR assay for detection of Lassa virus and related Old World arenaviruses targeting the L gene. Transactions of the Royal Soc and Trop Med, 2007; 101: 1253–1264
356. Vieth S et al. Establishment of conventional and fluorescence resonance energy transfer-based real-time PCR assays for detection of pathogenic New World arenaviruses. J Clin Virol, 2005; 32(3): 229–35
357. Sanchez A et al. Detection and molecular characterization of Ebola viruses causing disease in human and nonhuman primates. J Infect Dis, 1999; 179(1) 1: 164–69
358. Gibb TR et al. Development and evaluation of a fluorogenic 5'-nuclease assay to identify Marburg virus. Mol Cell Probes, 2001; 15(5): 259–66
359. Gibb TR et al. Development and evaluation of a fluorogenic 5' nuclease assay to detect and differentiate between Ebola virus subtypes Zaire and Sudan. J Clin Microbiol, 2001; 39(11): 4125–30
360. Wölfel R et al. Virus detection and monitoring of viral load in Grimean-Congo hemorrhagic fever virus patients. Emerg Infect Dis, 2007; 13: 1097–1100

361. Murray CJ et al. Estimation of potential global pandemic influenza mortality on the basis of vital registry data from the 1918–20 pandemic: a quantitative analysis. Lancet, 2006; 368(9554): 2211–18
362. Tumpey TM et al. Characterization of the reconstructed 1918 Spanish influenza pandemic virus. Science, 2005; 310(5745): 77–80
363. Taubenberger JK et al. Characterization of the 1918 influenza virus polymerase genes. Nature, 2005; 437(7060): 889–93
364. Ghedin E et al. Large-scale sequencing of human influenza reveals the dynamic nature of viral genome evolution. Nature, 2005; 437(7062): 1162–66
365. Tumpey TM et al. Pathogenicity of influenza viruses with genes from the 1918 pandemic virus: functional roles of alveolar macrophages and neutrophils in limiting virus replication and mortality in mice. J Virol, 2005; 79(23): 14933–44
366. Glaser L et al. A single amino acid substitution in 1918 influenza virus hemagglutinin changes receptor binding specificity. J Virol, 2005; 79(17): 11533–36
367. Chu CM, Dawson IM and Elford WJ. Filamentous forms associated with newly isolated influenza virus. Lancet, 1949; i: 602–3
368. Bourmakina SV and Garcia-Sastre A. Reverse genetics studies on the filamentous morphology of influenza A virus. J Gen Virol, 2003; 84(Pt 3): 517–27
369. Burleigh LM et al. Influenza a viruses with mutations in the m1 helix six domain display a wide variety of morphological phenotypes. J Virol, 2005; 79(2): 1262–70
370. Elleman CJ and Barclay WS. The M1 matrix protein controls the filamentous phenotype of influenza A virus. Virology, 2004; 321(1): 144–53
371. Compans RW, Meier-Ewert H and Palese P. Assembly of lipid-containing viruses. J Supramol Struct, 1974; 2(2–4): 496–511
372. Palese P. The genes of influenza virus. Cell, 1977; 10(1): 1–10
373. Connor RJ et al. Receptor specificity in human, avian, and equine H2 and H3 influenza virus isolates. Virology, 1994; 205(1): 17–23
374. Claas EC et al. Human influenza A H5N1 virus related to a highly pathogenic avian influenza virus. Lancet, 1998; 351(9101): 472–77
375. Klenk HD et al. Activation of influenza A viruses by trypsin treatment. Virology, 1975; 68(2): 426–39
376. Horimoto T and Kawaoka Y. Reverse genetics provides direct evidence for a correlation of hemagglutinin cleavability and virulence of an avian influenza A virus. J Virol, 1994; 68(5): 3120–28
377. Horimoto T and Kawaoka Y. Pandemic threat posed by avian influenza A viruses. Clin Microbiol Rev, 2001; 14(1): 129–49
378. Klenk HD and Rott R. The molecular biology of influenza virus pathogenicity. Adv Virus Res, 1988; 34: 247–81
379. Lazarowitz SG, Goldberg AR and Choppin PW. Proteolytic cleavage by plasmin of the HA polypeptide of influenza virus: host cell activation of serum plasminogen. Virology, 1973; 56(1): 172–80
380. Goto H and Kawaoka Y. A novel mechanism for the acquisition of virulence by a human influenza A virus. Proc Natl Acad Sci USA, 1998; 95(17): 10224–28
381. Tashiro M et al. Role of Staphylococcus protease in the development of influenza pneumonia. Nature, 1987; 325(6104): 536–37
382. Kawaoka Y, Krauss S and Webster RG. Avian-to-human transmission of the PB1 gene of influenza A viruses in the 1957 and 1968 pandemics. J Virol, 1989; 63(11): 4603–8
383. Palese P et al. Characterization of temperature sensitive influenza virus mutants defective in neuraminidase. Virology, 1974; 61(2): 397–410

384. Scholtissek C et al. On the origin of the human influenza virus subtypes H2N2 and H3N2. Virology, 1978; 87(1): 13–20
385. Li KS et al. Genesis of a highly pathogenic and potentially pandemic H5N1 influenza virus in eastern Asia. Nature, 2004; 430(6996): 209–13
386. Brown EG et al. Pattern of mutation in the genome of influenza A virus on adaptation to increased virulence in the mouse lung: identification of functional themes. Proc Natl Acad Sci USA, 2001; 98(12): 6883–88
387. Taubenberger JK. The virulence of the 1918 pandemic influenza virus: unraveling the enigma. Arch Virol Suppl, 2005(19): 101–15
388. Khatchikian D, Orlich M and Rott R. Increased viral pathogenicity after insertion of a 28S ribosomal RNA sequence into the haemagglutinin gene of an influenza virus. Nature, 1989; 340(6229): 156–57
389. Orlich M, Gottwald H and Rott R. Nonhomologous recombination between the hemagglutinin gene and the nucleoprotein gene of an influenza virus. Virology, 1994; 204(1): 462–65
390. Bowes VA et al. Virus characterization, clinical presentation, and pathology associated with H7N3 avian influenza in British Columbia broiler breeder chickens in 2004. Avian Dis, 2004; 48(4): 928–34
391. Hirst M et al. Novel avian influenza H7N3 strain outbreak, British Columbia. Emerg Infect Dis, 2004; 10(12): 2192–95
392. Pasick J et al. Intersegmental recombination between the haemagglutinin and matrix genes was responsible for the emergence of a highly pathogenic H7N3 avian influenza virus in British Columbia. J Gen Virol, 2005; 86(Pt 3): 727–31
393. Suarez DL et al. Recombination resulting in virulence shift in avian influenza outbreak, Chile. Emerg Infect Dis, 2004; 10(4): 693–99
394. Mitnaul LJ et al. Balanced hemagglutinin and neuraminidase activities are critical for efficient replication of influenza A virus. J Virol, 2000; 74(13): 6015–20
395. Rohde W and Scholtissek C. On the origin of the gene coding for an influenze A virus nucleocapsid protein. Arch Virol, 1980; 64(3): 213–23
396. Lu H et al. Survival of avian influenza virus H7N2 in SPF chickens and their environments. Avian Dis, 2003; 47(3 Suppl): 1015–21
397. WHO. WHO Fact Sheet on Avian Influenza, 2006
398. Bean B et al. Survival of influenza viruses on environmental surfaces. J Infect Dis, 1982; 146(1): 47–51
399. RKI. Anforderungen an die Hygiene bei der Reinigung und Desinfektion von Flächen. Bundesgesundheitsbl, 2004; 47: 51–61
400. RKI. Empfehlungen des RKI zu Hygienemaßnahmen bei Patienten mit Verdacht auf bzw. nachgewiesener Influenza. RKI, Berlin, 2006
401. Webster RG et al. Evolution and ecology of influenza A viruses. Microbiol Rev, 1992; 56(1): 152–79
402. Matrosovich M et al. The surface glycoproteins of H5 influenza viruses isolated from humans, chickens, and wild aquatic birds have distinguishable properties. J Virol, 1999; 73(2): 1146–55
403. Matrosovich MN, Krauss S and Webster RG. H9N2 influenza A viruses from poultry in Asia have human virus-like receptor specificity. Virology, 2001; 281(2): 156–62
404. Noble GR. Epidemiological and clinical aspects of influenza, in Basic and Applied Influenza Research, AS Beare, Editor. 1982; CRC Press. 11–50
405. Basler CF et al. Sequence of the 1918 pandemic influenza virus nonstructural gene (NS) segment and characterization of recombinant viruses bearing the 1918 NS genes. Proc Natl Acad Sci USA, 2001; 98(5): 2746–51

406. Dowdle WR. Influenza A virus recycling revisited. Bull World Health Organ, 1999; 77(10): 820–28
407. Subbarao K et al. Characterization of an avian influenza A (H5N1) virus isolated from a child with a fatal respiratory illness. Science, 1998; 279(5349): 393–96
408. Enserink M and Kaiser J. Virology. Avian flu finds new mammal hosts. Science, 2004; 305(5689): 1385
409. Thanawongnuwech R et al. Probable tiger-to-tiger transmission of avian influenza H5N1. Emerg Infect Dis, 2005; 11(5): 699–701
410. Kuiken T et al. Avian H5N1 influenza in cats. Science, 2004; 306(5694): 241
411. WHO. Evolution of H5N1 avian influenza viruses in Asia. Emerg Infect Dis 2005; 11(10): 1515
412. WHO. H5N1 Nomenclature, W.H.O.H.N.E.W. Group, ed. World Health Organization: Geneva, 2007
413. Salgado CD et al. Influenza in the acute hospital setting. Lancet Infect Dis, 2002; 2(3): 145–55
414. Blau DM and Compans RW. Polarization of viral entry and release in epithelial cells. Semin Virol, 1996: 245–53
415. Kekulé A, Knobloch J and Michels H. Schutz der Bevölkerung vor neu auftretenden Influenzaviren. Schutzkommission beim Bundesminister des Innern: Berlin, 2006
416. OIE. Terrestrial Animal Health Code. Office International des Epizooties: Paris. 2.7.12.1, 2006
417. Alexander DJ. A review of avian influenza in different bird species. Vet Microbiol, 2000; 74(1–2): 3–13
418. Ng WF and To KF. Pathology of human H5N1 infection: new findings. Lancet, 2007; 370(9593): 1106–8
419. Chen JM et al. A survey of human cases of H5N1 avian influenza reported by the WHO before June 2006 for infection control. Am J Infect Control, 2007; 35(7): 467–69
420. Suarez DL et al. Comparisons of highly virulent H5N1 influenza A viruses isolated from humans and chickens from Hong Kong. J Virol, 1998; 72(8): 6678–88
421. Yuen KY et al. Clinical features and rapid viral diagnosis of human disease associated with avian influenza A H5N1 virus. Lancet, 1998; 351(9101): 467–71
422. Zhou NN et al. Rapid evolution of H5N1 influenza viruses in chickens in Hong Kong. J Virol, 1999; 73(4): 3366–74
423. Seven human cases of H5N1 infection confirmed in Azerbaijan, and one case in Egypt. Euro Surveill, 2006; 11(3): E060323 2
424. Beigel JH et al. Avian influenza A (H5N1) infection in humans. N Engl J Med, 2005; 353(13): 1374–85
425. Chan PK. Outbreak of avian influenza A (H5N1) virus infection in Hong Kong in 1997. Clin Infect Dis, 2002; 34: 58–64
426. Chotpitayasunondh T et al. Human disease from influenza A (H5N1), Thailand, 2004. Emerg Infect Dis, 2005; 11(2): 201–9
427. Hien TT. Avian influenza A (H5N1) in 10 patients in Vietnam. N Engl J Med, 2004; 350: 1179–88
428. de Jong MD et al. Fatal avian influenza A (H5N1) in a child presenting with diarrhea followed by coma. N Engl J Med, 2005; 352(7): 686–91
429. Uiprasertkul M et al. Influenza A H5N1 replication sites in humans. Emerg Infect Dis, 2005; 11(7): 1036–41
430. WHO. Avian influenza A (H5N1) infection in humans. N Engl J Med, 2005; 353: 1374–85

431. Oliveira EC, Lee B and Colice GL. Influenza in the intensive care unit. J Intensive Care Med, 2003; 18(2): 80–91
432. Brochard L, Mancebo J and Elliott MW. Noninvasive ventilation for acute respiratory failure. Eur Respir J, 2002; 19(4): 712–21
433. Brochard L. Mechanical ventilation: invasive versus noninvasive. Eur Respir J Suppl, 2003; 47: 31–37
434. Carlucci A et al. Noninvasive versus conventional mechanical ventilation. An epidemiologic survey. Am J Respir Crit Care Med, 2001; 163(4): 874–80
435. Elliott MW. Non-invasive ventilation for acute respiratory disease. Br Med Bull, 2004; 72: 83–97
436. Ison MG et al. Safety and efficacy of nebulized zanamivir in hospitalized patients with serious influenza. Antivir Ther, 2003; 8(3): 183–90
437. Hayden FG et al. Efficacy and safety of the neuraminidase inhibitor zanamivir in the treatment of influenzavirus infections. GG167 Influenza Study Group. N Engl J Med, 1997; 337(13): 874–80
438. Calfee DP et al. Safety and efficacy of intravenous zanamivir in preventing experimental human influenza A virus infection. Antimicrob Agents Chemother, 1999; 43(7): 1616–20
439. Hayden FG et al. Use of the selective oral neuraminidase inhibitor oseltamivir to prevent influenza. N Engl J Med, 1999; 341(18): 1336–43
440. Hayden FG et al. Safety and efficacy of the neuraminidase inhibitor GG167 in experimental human influenza. JAMA, 1996; 275(4): 295–99
441. Gubareva LV, Kaiser L and Hayden FG. Influenza virus neuraminidase inhibitors. Lancet, 2000; 355(9206): 827–35
442. de Jong MD et al. Oseltamivir resistance during treatment of influenza A (H5N1) infection. N Engl J Med, 2005; 353(25): 2667–72
443. Moscona A. Oseltamivir resistance-disabling our influenza defenses. N Engl J Med, 2005; 353(25): 2633–36
444. Gubareva LV et al. Evidence for zanamivir resistance in an immunocompromised child infected with influenza B virus. J Infect Dis, 1998; 178(5): 1257–62
445. Gubareva LV et al. Selection of influenza virus mutants in experimentally infected volunteers treated with oseltamivir. J Infect Dis, 2001; 183(4): 523–31
446. Ferraris O and Lina B. Mutations of neuraminidase implicated in neuraminidase inhibitors resistance. J Clin Virol, 2008; 41(1): 13–9
447. Aoki FY, Boivin G and Roberts N. Influenza virus susceptibility and resistance to oseltamivir. Antivir Ther, 2007; 12(4 Pt B): 603–16
448. Reece PA. Neuraminidase inhibitor resistance in influenza viruses. J Med Virol, 2007; 79(10): 1577–86
449. Lackenby AH, Dudman O, SC et al. Emergence of resistance to oseltamivir among influenza A(H1N1) viruses in Europe. Euro Surveill, 2008; 13(5)
449a. Collins PJ et al. Crystal structures of oseltamivir-resistant influenza Virus neuraminidase mutants. Nature online, doi: 10. 1038/nature06956 (2008)
450. Zangwill KM et al. Evaluation of the Safety and Immunogenicity of a Booster (Third) Dose of Inactivated Subvirion H5N1 Influenza Vaccine in Humans. J Infect Dis, 2008; 197(4): 580–83
451. Bernstein DI et al. Effects of Adjuvants on the Safety and Immunogenicity of an Avian Influenza H5N1 Vaccine in Adults. J Infect Dis, 2008
452. Treanor JJ et al. Safety and immunogenicity of an inactivated subvirion influenza A (H5N1) vaccine. N Engl J Med, 2006; 354(13): 1343–51

453. Bresson JL et al. Safety and immunogenicity of an inactivated split-virion influenza A/Vietnam/1194/2004 (H5N1) vaccine: phase I randomised trial. Lancet, 2006; 367(9523): 1657–64
454. Harper SA et al. Prevention and control of influenza: recommendations of the Advisory Committee on Immunization Practices (ACIP). MMWR Recomm Rep, 2004; 53(RR-6): 1–40
455. Robertson JS et al. High growth reassortant influenza vaccine viruses: new approaches to their control. Biologicals, 1992; 20(3): 213–20
456. Fodor E et al. Rescue of influenza A virus from recombinant DNA. J Virol, 1999; 73(11): 9679–82
457. Neumann G et al. Generation of influenza A viruses entirely from cloned cDNAs. Proc Natl Acad Sci USA, 1999; 96(16): 9345–50
458. Hoffmann E et al. A DNA transfection system for generation of influenza A virus from eight plasmids. Proc Natl Acad Sci USA, 2000; 97(11): 6108–13
459. Neumann G et al. An improved reverse genetics system for influenza A virus generation and its implications for vaccine production. Proc Natl Acad Sci USA, 2005; 102(46): 16825–29
460. Nicolson C et al. Generation of influenza vaccine viruses on Vero cells by reverse genetics: an H5N1 candidate vaccine strain produced under a quality system. Vaccine, 2005; 23(22): 2943–52
461. Kobasa D et al. Aberrant innate immune response in lethal infection of macaques with the 1918 influenza virus. Nature, 2007; 445(7125): 319–23
462. Barry JM. The Great Influenza. Viking Adult, 2004
463. Kolata G. Flu: The Story of the Great Influenza Pandemic of 1918 & the Search for the Virus That Caused It. Tandem Library, 2001
464. Brands R et al. Influvac: a safe Madin Darby Canine Kidney (MDCK) cell culture-based influenza vaccine. Dev Biol Stand, 1999; 98: 93–100; discussion 111
465. Kistner O et al. Development of a mammalian cell (Vero) derived candidate influenza virus vaccine. Vaccine, 1998; 16(9–10): 960–68
466. DHHS. Possesion, Use and Transfer of Select Agents and Toxins. Office of Inspector General. 2005: 13294
467. Wright P, Neumann G and Kawaoka Y. Orthomyxoviruses, in Virology, Fields, ed., 2007: 1692
468. WHO. Recommended laboratory tests to identify avian influenza A virus in specimens from humans. World Health Organization: Geneva, 2005
469. Petric M, Comanor L and Petti CA. Role of the laboratory in diagnosis of influenza during seasonal epidemics and potential pandemics. J Infect Dis, 2006; 194(2): 98–110
470. Chutinimitkul S et al. H5N1 influenza A virus and infected human plasma. Emerg Infect Dis, 2006; 12(6): 1041–43
471. Pachucki CT. Rapid Tests for Influenza. Curr Infect Dis Rep, 2005; 7(3): 187–92
472. Fujiyoshi Y et al. Fine structure of influenza A virus observed by electron cryo-microscopy. Embo J, 1994; 13(2): 318–26
473. Murti KG et al. Composition of the helical internal components of influenza virus as revealed by immunogold labeling/electron microscopy. Virology, 1992; 186(1): 294–99
474. Chu VC and Whittaker GR. Influenza virus entry and infection require host cell N-linked glycoprotein. Proc Natl Acad Sci USA, 2004; 101(52): 18153–58
475. Meguro H et al. Canine kidney cell line for isolation of respiratory viruses. J Clin Microbiol, 1979; 9(2): 175–79
476. Reina J et al. Comparison of Madin-Darby canine kidney cells (MDCK) with a green monkey continuous cell line (Vero) and human lung embryonated cells (MRC-5) in the isolation of in-

fluenza A virus from nasopharyngeal aspirates by shell vial culture. J Clin Microbiol, 1997; 35(7): 1900–1
477. Harmon MW and Kendal AP. Influenza viruses, in Diagnostic procedures for viral rikettsial and chlamydial infections, Schmidt NJ and Emmons R, eds., American Pubic Health Association: Washinton DC, 1989; 631–68
478. Huang YT and Turchek BM. Mink lung cells and mixed mink lung and A549 cells for rapid detection of influenza virus and other respiratory viruses. J Clin Microbiol, 2000; 38(1): 422–23
479. Dunn JJ et al. Comparison of the Denka-Seiken INFLU A.B-Quick and BD Directigen Flu A+B kits with direct fluorescent-antibody staining and shell vial culture methods for rapid detection of influenza viruses. J Clin Microbiol, 2003; 41(5): 2180–83
480. Dunn JJ et al. Sensitivity of respiratory virus culture when screening with R-mix fresh cells. J Clin Microbiol, 2004; 42(1): 79–82
481. Shope RE. The Etiology of Swine Influenza. Science, 1931; 73(1886): 214–15
482. Burnet FM. Influenza virus on the developing egg. I. Changes associated with the development of an egg-passage strain of virus. Br J Exp Pathol, 1936; 17: 282–93
483. Hayden FG, Cote KM and Douglas RG Jr. Plaque inhibition assay for drug susceptibility testing of influenza viruses. Antimicrob Agents Chemother, 1980; 17(5): 865–70
484. Woods JM et al. 4-Guanidino-2,4-dideoxy-2,3-dehydro-N-acetylneuraminic acid is a highly effective inhibitor both of the sialidase (neuraminidase) and of growth of a wide range of influenza A and B viruses in vitro. Antimicrob Agents Chemother, 1993; 37(7): 1473–79
485. Bonner AB et al. Impact of the rapid diagnosis of influenza on physician decision-making and patient management in the pediatric emergency department: results of a randomized, prospective, controlled trial. Pediatrics, 2003; 112(2): 363–67
486. WHO. WHO Recommendations on the use of rapid testing for influenza diagnosis. WHO, 2005
487. CDC. Performance Parameters of Rapid Influenza Tests. CDC, 2006
488. Döller G et al. Direct detection of influenza virus antigen in nasopharyngeal specimens by direct enzyme immunoassay in comparison with quantitating virus shedding. J Clin Microbiol, 1992; 30(4): 866–69
489. Spada B et al. Comparison of rapid immunofluorescence assay to cell culture isolation for the detection of influenza A and B viruses in nasopharyngeal secretions from infants and children. J Virol Methods, 1991; 33(3): 305–10
490. Landry ML and Ferguson D. SimulFluor respiratory screen for rapid detection of multiple respiratory viruses in clinical specimens by immunofluorescence staining. J Clin Microbiol, 2000; 38(2): 708–11
491. Hirst GK. The quantitative determination of influenza virus and antibodies by means of red cell agglutination. J Exp Med, 1942; 75: 47–64
492. Salk JE. Simplified procedure for titrating hemagglutination capacity of influenza virus and the corresponding antibody. J Immunol, 1944; 49: 87–98
493. Ziegler T et al. Type- and subtype-specific detection of influenza viruses in clinical specimens by rapid culture assay. J Clin Microbiol, 1995; 33(2): 318–21
494. Kendal AP, Pareira MS and Skehel JJ. Concepts and procedure for laboratory-based influenza surveillance. WHO, 1982
495. Stöhr K, Webster RG and Cox N. WHO Animal Influenza Training Manual. WHO, 2002
496. Warren L. The thiobarbituric acid assay of sialic acids. J Biol Chem, 1959; 234(8): 1971–75
497. Hammond KS and Papermaster DS. Fluorometric assay of sialic acid in the picomole range: a modification of the thiobarbituric acid assay. Anal Biochem, 1976; 74(2): 292–97

498. Potier M et al. Fluorometric assay of neuraminidase with a sodium (4-methylumbelliferyl-alpha-D-N-acetylneuraminate) substrate. Anal Biochem, 1979; 94(2): 287–96
499. Ellis JS, Fleming DM and Zambon MC. Multiplex reverse transcription-PCR for surveillance of influenza A and B viruses in England and Wales in 1995 and 1996. J Clin Microbiol, 1997; 35(8): 2076–82
500. Fouchier RA et al. Detection of influenza A viruses from different species by PCR amplification of conserved sequences in the matrix gene. J Clin Microbiol, 2000; 38(11): 4096–101
501. Lee CW and Suarez DL. Application of real-time RT-PCR for the quantitation and competitive replication study of H5 and H7 subtype avian influenza virus. J Virol Methods, 2004; 119(2): 151–58
502. Smith AB et al. Rapid detection of influenza A and B viruses in clinical specimens by Light Cycler real time RT-PCR. J Clin Virol, 2003; 28(1): 51–8
503. Schweiger B et al. Application of a fluorogenic PCR assay for typing and subtyping of influenza viruses in respiratory samples. J Clin Microbiol, 2000; 38(4): 1552–58
504. Ward CL et al. Design and performance testing of quantitative real time PCR assays for influenza A and B viral load measurement. J Clin Virol, 2004; 29(3): 179–88
505. Wright KE et al. Typing and subtyping of influenza viruses in clinical samples by PCR. J Clin Microbiol, 1995; 33(5): 1180–84
506. WHO. WHO manual on animal influenza diagnosis and surveillance. World Health Organization: Geneva, 2002
507. Spackman E et al. Development of a real-time reverse transcriptase PCR assay for type A influenza virus and the avian H5 and H7 hemagglutinin subtypes. J Clin Microbiol, 2002; 40(9): 3256–60
508. Ng EK et al. Influenza A H5N1 detection. Emerg Infect Dis, 2005; 11(8): 1303–5
509. Payungporn S et al. Discrimination between highly pathogenic and low pathogenic H5 avian influenza A viruses. Emerg Infect Dis, 2006; 12(4): 700–1
510. Pyhala R. Antibody status to influenza A/Singapore/1/57(H2N2) in Finland during a period of outbreaks caused by H3N2 and H1N1 subtype viruses. J Hyg (Lond), 1985; 95(2): 437–45
511. Döller G, Doller PC and Gerth HJ. Diagnostic significance of influenza subtype-specific IgG, IgA, and IgM antibodies. J Biol Stand, 1986; 14(3): 163–75
512. Julkunen I, Kleemola M and Hovi T. Serological diagnosis of influenza A and B infections by enzyme immunoassay. Comparison with the complement fixation test. J Virol Methods, 1984; 9(1): 7–14
513. Katz JM et al. Antibody response in individuals infected with avian influenza A (H5N1) viruses and detection of anti-H5 antibody among household and social contacts. J Infect Dis, 1999; 180(6): 1763–70
514. Bridges CB et al. Risk of influenza A (H5N1) infection among poultry workers, Hong Kong, 1997–1998. J Infect Dis, 2002; 185(8): 1005–10
515. Buxton Bridges C et al. Risk of influenza A (H5N1) infection among health care workers exposed to patients with influenza A (H5N1), Hong Kong. J Infect Dis, 2000; 181(1): 344–48
516. Rowe T et al. Detection of antibody to avian influenza A (H5N1) virus in human serum by using a combination of serologic assays. J Clin Microbiol, 1999; 37(4): 937–43
517. Prince HE and LeberAL. Comparison of complement fixation and hemagglutination inhibition assays for detecting antibody responses following influenza virus vaccination. Clin Diagn Lab Immunol, 2003; 10(3): 481–82
518. Julkunen I, Pyhala R and Hovi T. Enzyme immunoassay, complement fixation and hemagglutination inhibition tests in the diagnosis of influenza A and B virus infections. Purified hemagglutinin in subtype-specific diagnosis. J Virol Methods, 1985; 10(1): 75–84

519. Meijer A et al. Measurement of antibodies to avian influenza virus A(H7N7) in humans by hemagglutination inhibition test. J Virol Methods, 2006; 132(1–2): 113–20
520. Reed L and Muench H. A simple method of estimating fifty percent endpoint. Am J. Hyg., 1938; 27: 493–97
521. Massicot J and Murphy BR. Comparison of the hemagglutination-inhibiting and neutralizing antibody responses of volunteers given 400 chick cell-agglutinating units of influenza A/New Jersey/76 split-virus vaccine. J Infect Dis, 1977; 136: 472–74
522. Harmon MW et al. Antibody response in humans to influenza virus type B host-cell-derived variants after vaccination with standard (egg-derived) vaccine or natural infection. J Clin Microbiol, 1988; 26(2): 333–37
523. CDC. Updated Interim Guidance for Laboratory Testing of Persons with Suspected Infection with Avian Influenza A (H5N1) Virus in the United States, in CDC Health Alert Network. CDC, 2007
524. van Elden LJ et al. Polymerase chain reaction is more sensitive than viral culture and antigen testing for the detection of respiratory viruses in adults with hematological cancer and pneumonia. Clin Infect Dis, 2002; 34(2): 177–83
525. Holmes KV. Coronaviruses, in Fields B Virology, K.V. Holmes, Editor. Lippincott, Raven: New York, 2001; 1055–1062
526. Rabenau HF et al. Stability and inactivation of SARS coronavirus. Med Microbiol Immunol, 2005; 194(1–2): 1–6
527. Monto AS and Lim SK. The Tecumseh study of respiratory illness. VI. Frequency of and relationship between outbreaks of coronavirus infection. J Infect Dis, 1974; 129(3): 271–76
528. Kern P et al. Detection of coronavirus-like particles in homosexual men with acquired immunodeficiency and related lymphadenopathy syndrome. Klin Wochenschr, 1985; 63(2): 68–72
529. Lee N et al. A major outbreak of severe acute respiratory syndrome in Hong Kong. N Engl J Med, 2003; 348(20): 1986–94
530. Hawkey PM, Bhagani S and Gillespie SH. Severe acute respiratory syndrome (SARS): breathtaking progress. J Med Microbiol, 2003; 52(Pt 8): 609–13
531. Peiris JS et al. Clinical progression and viral load in a community outbreak of coronavirus-associated SARS pneumonia: a prospective study. Lancet, 2003; 361(9371): 1767–72
532. Donnelly CA et al. Epidemiological determinants of spread of causal agent of severe acute respiratory syndrome in Hong Kong. Lancet, 2003; 361(9371): 1761–66
533. Taylor DR. Obstacles and advances in SARS vaccine development. Vaccine, 2006; 13: 863–71
534. Jiang S, He Y and Liu S. SARS vaccine development. Emerg Infect Dis, 2005; 11(7): 1016–20
535. Drosten C et al. Identification of a novel coronavirus in patients with severe acute respiratory syndrome. N Engl J Med, 2003; 348(20): 1967–76
536. Li G, Chen X and Xu A. Profile of specific antibodies to the SARS-associated coronavirus. N Engl J Med, 2003; 349(5): 508–9
537. Hsueh PR et al. SARS antibody test for serosurveillance. Emerg Infect Dis, 2004; 10(9): 1558–62
538. Fenner FW, Dumbell R, KR. The Orthopoxviruses. London: Academic Press Inc, 1989
539. Alibek K. Biohazard. New York: Random House, 1999; 35–111
540. Meyer H, Ropp SL and Esposito JJ. Gene for A-type inclusion body protein is useful for a polymerase chain reaction assay to differentiate orthopoxviruses. J Virol Methods, 1997; 64(2): 217–21
541. Loparev VN et al. Detection and differentiation of old world orthopoxviruses: restriction fragment length polymorphism of the crmB gene region. J Clin Microbiol, 2001; 39(1): 94–100

542. Ropp SL et al. PCR strategy for identification and differentiation of small pox and other orthopoxviruses. J Clin Microbiol, 1995; 33(8): 2069–76
543. Kulesh DA et al. Smallpox and pan-orthopox virus detection by real-time 3'-minor groove binder TaqMan assays on the roche LightCycler and the Cepheid smart Cycler platforms. J Clin Microbiol, 2004; 42(2): 601–9
544. Nitsche A, Ellerbrok H and Pauli G. Detection of orthopoxvirus DNA by real-time PCR and identification of variola virus DNA by melting analysis. J Clin Microbiol, 2004; 42(3): 1207–13
545. Olson VA et al. Real-time PCR system for detection of orthopoxviruses and simultaneous identification of smallpox virus. J Clin Microbiol, 2004; 42(5): 1940–46
546. Sofi Ibrahim M et al. Real-time PCR assay to detect smallpox virus. J Clin Microbiol, 2003; 41(8): 3835–39